JN093540

薬剤師国家試験のための

病問

病態・薬物治療

一問一答問題集

株式会社PASSMED
木元貴祥／岩片一樹［著］

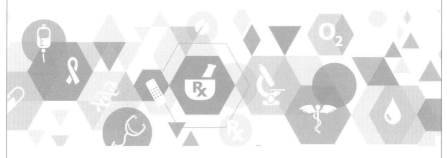

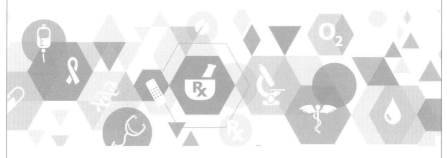

秀和システム

はじめに

これまでに出版した、『薬剤師国家試験のための薬単』『薬剤師国家試験のための病単』(以下、『薬単』『病単』)は、たくさんの薬学生に手に取っていただけて、著者として本当に嬉しく感じています。

一方、「『薬単』や『病単』を購入したものの、上手な利用方法がわからない」といった悩みも耳にすることがありました。それが今回、この薬剤師国家試験のための問題集、『薬問』と『病問』を企画するきっかけとなりました。

『薬問』及び『病問』は、薬学生の声を反映し、学力アップに直結する「一問一答」の問題集として作成しました。もちろん、『薬単』や『病単』をお持ちでない方も使用しやすいよう、「純粋な問題集」として作成しています。

とはいえ、単なる問題集であれば、大手予備校から出版されているものが複数あるなか、わざわざ私たちが作成する必要はありません。ニーズもないと思います。では、『薬問』『病問』の特徴とは？ それは、「最速で得点率8割以上が狙えるようになる問題集」ということです。

具体的には、過去問題からのピックアップを中心としながら、

・長年出題がない分野をカット
・新傾向の問題に対応
・実践問題の問題文をポイントだけ抜き出して短文の問題にリメイク
・解説文は読みやすくシンプルに
・見開きの一問一答形式を採用
・ひっかけ箇所は赤字・太字に

といった工夫をしています。手前味噌ではありますが、ここまでやっている問題集は、他にないように思います。

「6年生になるまでに医療分野に強くなっておきたい」、「少しでも早く得点力を上げたい」、「年明けから国家試験までの最終チェックがしたい」というような方に、この問題集は特に喜んでもらえるのではないかと思います。

『薬単』『病単』と同様、『薬問』『病問』も、皆さまの学習の一助となりましたら幸いです。

2023年8月 木元貴祥

本書を利用して効果的な学習を！

本書の特長

◇ 三択問題と一問一答問題で構成しています。

◇ ★は、★★★（重要度：高）〜★（重要度：低）を示しています。重要度の高い問題から習得を進めていきましょう。

◇ 繰り返し学習ができるよう、チェックボックスを用意しています。

◇ 本書の問題は主に第97回から第108回の薬剤師国家試験から作成しています。必要に応じて、第96回以前の薬剤師国家試験問題やその他の医療系国家試験問題からも出題しています。

◇ 正答を導き出すためのキーワードやひっかけとなるポイントを、解説では赤字で表記しています。

本書を利用した効果的な学習の仕方

◉実力チェック&アップ！

日頃の学習内容のチェックや、できていないところを見つめ直して実力を上げて

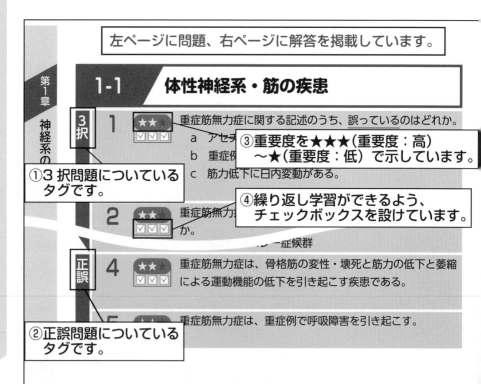

いくための問題集としてご活用ください。もちろん、『薬剤師国家試験のための病単 試験にでる病気まとめ帳』とペアでもお使いいただけます (章の内容は『病単』と共通)。

◉問題を解く前に「学習用テキスト」として利用！

「いきなり問題を解くのはハードルが高い」という方のためにも、解説ページは学習用テキストとして成立するように文章を組み立てています。まずは解説を読み進め、出題のポイントを覚えた後に、問題にチャレンジしてもよいでしょう。

◉繰り返し解きましょう！

一度の学習で習得できるほど、薬学部での学習は甘くありません。繰り返し学習できるように「チェックボックス」を設けてありますので、ぜひご活用ください。

正解できたけれど完全に覚えられていない、間違えてしまった、などの問題は「チェックボックス」に印を残し、特に力を入れて繰り返し解き、記憶に定着させていきましょう！

解答　体性神経系・筋の疾患

1　a　重症筋無力症では、アセチルコリン受容体に対する自己抗体が産生される。また、重症筋無力症の日内変動では、午前よりも午後に症状は強く現れる。重症例では、呼吸筋麻痺を起こす。

⑤正答を導き出すためのキーワードや、ひっかけとなるポイントワードを赤字で表記し、赤シートに対応しています。

2　c　れやすく、初期〜〜〜〜

4　×　筋ジストロフィー の記述である。重症筋無力症は、アセチルコリン受容体に対する自己抗体による神経伝達障害による筋力低下を引き起こす。

5　○　重症筋無力症は、呼吸筋麻痺による重症例で呼吸障害を引き起こす。

※本書における医薬品名は、問題のポイントとなっている場合を除いて、塩や剤形の名称を省略しています。
※赤シートは本書に付随しておりません。

目次

第1章

神経系の疾患

1-1 体性神経系・筋の疾患

3択

1 ★★★ 重症筋無力症に関する記述のうち、誤っているのはどれか。
   a アセチルコリンに対する自己抗体が産生される。
   b 重症例では、呼吸筋麻痺を起こす。
   c 筋力低下に日内変動がある。

2 ★★★ 重症筋無力症の初発症状として、最も頻度が高いのはどれか。
   a 手指の振戦
   b 四肢の麻痺
   c 眼瞼下垂

3 ★★★ 骨格筋の壊死と再生を繰り返し、徐々に筋萎縮や筋力低下が進行する遺伝性の疾患はどれか。
   a 重症筋無力症
   b 筋ジストロフィー
   c ギラン・バレー症候群

正誤

4 ★★★ 重症筋無力症は、骨格筋の変性・壊死と筋力の低下と萎縮による運動機能の低下を引き起こす疾患である。

5 ★★★ 重症筋無力症は、重症例で呼吸障害を引き起こす。

6 ★★★ 重症筋無力症では、筋力低下に日内変動がある。

7 ★★★ 重症筋無力症は、アセチルコリンに対する自己抗体による伝達障害により、筋力低下を引き起こす。

8 ★★★ ギラン・バレー症候群は、自己免疫反応による末梢神経障害を引き起こす疾患である。

9 ★★★ ギラン・バレー症候群は、上気道感染症や消化器感染症の後に発症することが多い。

解答　体性神経系・筋の疾患

1　a　重症筋無力症では、アセチルコリン受容体に対する自己抗体が産生される。また、重症筋無力症の日内変動では、午前よりも午後に症状は強く現れる。重症例では、呼吸筋麻痺を起こす。

2　c　重症筋無力症では、筋力低下が見られる。特に外眼筋が障害されやすく、初期症状に眼瞼下垂や複視が見られる。

3　b　重症筋無力症は自己免疫性疾患、筋ジストロフィーは遺伝性疾患であり、ギラン・バレー症候群は自己免疫反応による末梢性の脱髄性疾患である。なお、筋ジストロフィーのうち最も多いデュシェンヌ型は伴性潜性（劣性）遺伝であり、ほとんど男児に発症する。

4　×　筋ジストロフィー の記述である。重症筋無力症は、アセチルコリン受容体に対する自己抗体による神経伝達障害による筋力低下を引き起こす。

5　○　重症筋無力症は、重症例で呼吸筋麻痺による呼吸障害を引き起こす。

6　○　重症筋無力症では、筋力低下に日内変動がある。症状は午前よりも午後に強く現れる。

7　×　重症筋無力症は、アセチルコリン受容体に対する自己抗体の産生による、伝達障害により筋力低下を引き起こす。30 ～ 40歳代の女性に好発する。

8　○　ギラン・バレー症候群は、自己免疫反応による末梢神経障害を引き起こす疾患である。

9　○　ギラン・バレー症候群は、患者の40 ～ 70％に上気道感染症や消化器感染症などの先行感染が見られる。

10 ★★★ ギラン・バレー症候群は、主に中枢神経の軸索や髄鞘が障害される。

11 ★★★ ギラン・バレー症候群の原因病原体として最も多いのは真菌である。

12 ★★★ ギラン・バレー症候群は、下肢から上行する左右対称性の弛緩性運動麻痺が見られる。

13 ★★★ ギラン・バレー症候群は、副腎皮質ステロイド薬の単独療法により寛解が得られる。

1-2　中枢神経系の疾患

3択

1 ★★★ 統合失調症の陰性症状として正しいのはどれか。
　　a　幻覚
　　b　失見当識
　　c　意欲欠如

2 ★★★ 精神科へ入院し、耐糖能異常と診断された統合失調症患者に処方される薬として不適切な薬剤はどれか。
　　a　ハロペリドール
　　b　オランザピン
　　c　フルニトラゼパム

3 ★★★ 以前にハロペリドールにて錐体外路障害を起こしたことのあるオランザピン服用中の統合失調症患者において、体重増加が見られた場合に推奨できる代替薬物はどれか。
　　a　クロルプロマジン
　　b　クロザピン
　　c　アリピプラゾール

10 × ギラン・バレー症候群は、急性免疫性ニューロパチー（末梢神経障害)である。髄鞘の障害による脱髄型と、さらにその内側が障害される軸索型がある。中枢神経の髄鞘が障害されるものに多発性硬化症がある。

11 × ギラン・バレー症候群の原因菌は、主にカンピロバクター・ジェジュニ(細菌)によるものである。

12 ○ ギラン・バレー症候群は、左右対称性の弛緩性運動麻痺が見られ、手足のしびれ感が先行することが多い。筋力低下は進行性である。

13 × ギラン・バレー症候群の多くは、6ヶ月以内に自然回復する。

解答 　中枢神経系の疾患

1 c 陰性症状の例として、意欲欠如、感情の平板化などがあり、健常時にあったものが失われる症状である。陽性症状の例として、幻覚、失見当識、妄想、幻聴などがあり、健常時になかったものが現れる症状である。

2 b オランザピンは統合失調症の治療に用いられるが、血糖値上昇による糖尿病ケトアシドーシス及び糖尿病性昏睡を引き起こすことがある。ハロペリドールは統合失調症に用いられ、フルニトラゼパムは不眠症に用いられるが、副作用として高血糖や耐糖能異常などの報告はない。

3 c アリピプラゾールは、D_2受容体部分刺激、5-HT$_{2A}$受容体遮断、5-HT$_{1A}$受容体部分刺激作用を持ち、統合失調症などに用いられ、体重増加はきたしにくい。クロルプロマジンはD_2受容体遮断薬で錐体外路障害をきたしやすく、クロザピンは体重増加をきたしやすいため不適切である。

4 以下の薬剤の中で、緊急安全性情報が発出された薬剤の副作用発現を調べるために、血液の検査を行う必要があるものはどれか。

    a　クエチアピン

    b　ミルタザピン

    c　リスペリドン

5 オランザピン、クエチアピン両剤において緊急安全性情報が発出された副作用はどれか。

    a　肝機能障害

    b　高血糖

    c　腎機能障害

6 錐体外路障害の発現に関与するドパミン神経経路はどれか。

    a　中脳−辺縁系

    b　黒質−線条体系

    c　漏斗下垂体系

7 うつ病性障害の主な症状に該当しないのはどれか。

    a　記憶障害

    b　悲哀感

    c　思考障害

8 次の抗うつ薬のうち、緑内障を合併している患者に使用できるのはどれか。

    a　イミプラミン

    b　フルボキサミン

    c　マプロチリン

9 遅発性ジスキネジアの典型的な症状はどれか。

    a　高熱

    b　手指関節のこわばり

    c　無意識に口をもぐもぐさせる

4 **a** クエチアピンは、ドパミン・セロトニン受容体遮断作用を持ち、統合失調症などの治療に用いられる。血糖値上昇による糖尿病ケトアシドーシス及び糖尿病性昏睡を引き起こすことがあるため、緊急安全性情報（イエローレター）が発出されている。同じ多元受容体作用抗精神病薬（MARTA）であるオランザピンにも緊急安全性情報が発出されている。

5 **b** オランザピン、クエチアピンでは、高血糖に伴う糖尿病ケトアシドーシス及び糖尿病性昏睡で緊急安全性情報が発出されている。

6 **b** 錐体外路障害の発現に関与するドパミン神経回路は、黒質－線条体系である。中脳－辺縁系の機能亢進により、統合失調症の陽性症状が、中脳皮質系の機能低下により陰性症状が引き起こされるといわれており、漏斗下垂体系はプロラクチンの放出に関与する。

7 **a** 記憶障害は認知症に特徴的な症状である。うつ病性障害の主な症状には、抑うつ気分、微小妄想、悲哀感、思考障害、意欲低下、自殺企図、不眠、食欲低下などがある。

8 **b** フルボキサミンは、選択的セロトニン再取り込み阻害薬（SSRI）に分類され、緑内障を合併している患者に使用できる。イミプラミンは三環系抗うつ薬、マプロチリンは四環系抗うつ薬に分類され、ともに抗コリン作用を有するため、閉塞隅角緑内障を合併する患者には投与禁忌である。

9 **c** ジスキネジアとは、不随意運動の総称である。遅発性ジスキネジアは、抗精神病薬などの長期使用により出現し、「無意識に口をもぐもぐさせる」、「繰り返し唇をすぼめる」、「舌を左右に動かす」などの症状が見られる。

10 双極性障害の躁状態の症状として誤っているのはどれか。
a 観念奔逸
b 誇大妄想
c 希死(自殺)念慮

11 セルトラリンにおける注意すべき副作用はどれか。
a 腎不全
b セロトニン症候群
c 間質性肺炎

12 状況に関わりなく漫然とした不安が持続する神経症はどれか。
a 広場恐怖
b 外傷後ストレス障害(PTSD)
c 全般性不安障害

13 不眠症の適応を有する薬物のうち、メラトニン受容体を介して効果を発現するのはどれか。
a ゾピクロン
b ラメルテオン
c トリアゾラム

14 健常者におけるレム睡眠に関する記述のうち、正しいのはどれか。
a 急速な眼球運動が特徴である。
b 入眠直後に多い。
c 加齢とともに増加する。

15 客観的な危険が存在しないのに、急な不安に襲われ、動悸、呼吸困難、めまいなどの自律神経症状を伴い、通常30分以内に症状が改善する不安神経症はどれか。
a 強迫性障害
b パニック障害
c 解離性障害

10 **c** 希死(自殺)念慮は、うつ性障害に見られる症状である。双極性障害の躁状態の主な症状として、観念奔逸、誇大妄想、気分爽快などがある。

11 **b** セルトラリンは、脳内の神経末にて選択的にセロトニンの再取り込みを阻害し、抗うつ作用を示す。シナプス間隙のセロトニンの量が増えることで、セロトニン症候群の副作用をきたすことがある。セロトニン症候群は、多剤併用やMAO阻害薬との併用の際に起こりやすくなる。

12 **c** 全般性障害は、状況に関わりなく漫然とした不安が持続する状態である。広場恐怖は、すぐに逃げられない・助けを求められない状況や場所に対して強い不安を抱く状態である。PTSDは、事故や災害などの強い精神的障害(トラウマ)により、フラッシュバックや過覚醒が起こる状態である。

13 **b** ラメルテオンは、MT_1、MT_2受容体を刺激することで、睡眠作用を示す。ゾピクロンは、ベンゾジアゼピン受容体を刺激する、非ベンゾジアゼピン系薬である。トリアゾラムは、ベンゾジアゼピン受容体を刺激する、ベンゾジアゼピン系薬である。

14 **a** 睡眠には、レム睡眠とノンレム睡眠がある。レム睡眠は、急速眼球運動と骨格筋活動の低下を特徴とし、睡眠脳波は低振幅パターンを示す。また、身体は休息しているが、脳は活性化している状態である。初期入眠はノンレム睡眠が観察され、明け方に向けてレム睡眠が長くなり、レム睡眠は加齢とともに減少する。

15 **b** パニック障害は、客観的な危険が存在しないのに、急な不安に襲われ、動悸、呼吸困難などを伴い、通常30分以内に症状が改善する不安神経症である。強迫性障害とは、不合理な思考を頭から追い払えない状態であり、確認行為や不潔強迫などが見られる。解離性障害は、自己同一性を失い、知覚・記憶力などの低下症状、解離症状や転換症状が見られる。

16 ★★★ ☑☑☑ てんかん発作のうち、意識障害を伴わ<u>ない</u>のはどれか。
- a 単純部分発作
- b 欠神発作
- c 複雑部分発作

17 ★★★ ☑☑☑ 抗てんかん薬の中で「歯茎の腫れ」の副作用を特にきたしやすい薬剤はどれか。
- a フェノバルビタール
- b フェニトイン
- c カルバマゼピン

18 ★★★ ☑☑☑ 心原性脳梗塞急性期に対する治療薬として、最も適切なのはどれか。
- a アルテプラーゼ
- b ダルテパリン
- c ヘパリン

19 ★★★ ☑☑☑ アルテプラーゼを投与する際に、確認が<u>不要</u>なものはどれか。
- a 頭蓋内出血の有無
- b eGFR
- c 脳梗塞の発症時刻

20 ★★★ ☑☑☑ 頭蓋内圧亢進の状態において見られる病態・症状として、<u>誤っている</u>のはどれか。
- a うっ血乳頭
- b 脳ヘルニア
- c 回転性めまい

21 ★★★ ☑☑☑ パーキンソン病患者に特徴的な症状はどれか。
- a 躁状態
- b 上肢の筋弛緩
- c すくみ足

16 **a** 単純部分発作は、焦点の部位により、身体の一部痙攣、運動発作、自律神経発作、感覚発作などが見られ、意識障害を伴わない。欠神発作は、過呼吸により誘発され、突然に短時間の意識消失が起こる。複雑部分発作は、自動性、記憶性、感情の乱れなどが見られ、意識障害を伴う。

17 **b** フェニトインやCa^{2+}チャネル遮断薬(ニフェジピン、アムロジピンなど)、シクロスポリンなどでは副作用として歯茎の腫れ(歯肉増殖)が認められることがある。

18 **a** 脳梗塞急性期には、アルテプラーゼを血栓溶解薬として発症後4.5時間以内に投与を行う。ダルテパリンは、血液凝固防止や播種性血管内凝固症候群 (DIC)に用いられる。ヘパリンは、血栓塞栓症や血液凝固防止に用いる。

19 **b** アルテプラーゼは、出血している患者に対して、出血を助長するおそれがあるため禁忌である。また、アルテプラーゼは虚血性脳血管障害急性期に対して、発症後4.5時間以内に使用する必要がある。投与時にeGFRの確認は不要である。

20 **c** 回転性めまいは、一般的に内耳障害などで生じやすい症状である。頭蓋内圧亢進は、脳容積・血液量・髄液量の増加により起こり、頭痛、嘔吐、脳ヘルニア、うっ血乳頭 (視力障害)、クッシング現象などを引き起こす。

21 **c** パーキンソン病の主な症状は、姿勢反射障害(突進歩行、すくみ足)、安静時振戦(手足の震え、丸薬まるめ運動)、筋強剛(歯車様抵抗)、無動・寡動(動作緩慢、仮面様顔貌)、自律神経障害(便秘、抑うつ、睡眠障害、認知症)などである。

22 パーキンソン病の典型的な症状として、<u>適切でない</u>のはどれか。
- a　企図振戦
- b　突進現象
- c　丸薬まるめ運動

23 アルツハイマー病の病態として、最も適切なのはどれか。
- a　安静時振戦が現れる。
- b　まだら認知症を呈する。
- c　初期には短期記憶が障害される。

24 閃輝暗点(せんきあんてん)を伴うことがある頭痛はどれか。
- a　片頭痛
- b　反復性緊張型頭痛
- c　反復性群発頭痛

25 片頭痛で見られる随伴症状として、<u>適切でない</u>のはどれか。
- a　嘔吐
- b　散瞳
- c　光過敏

26 片頭痛に関する記述のうち<u>誤っている</u>のはどれか。
- a　一次性頭痛に分類される。
- b　日常生活動作によって痛みが増悪することが多い。
- c　発症は、男性に多い。

27 多発性硬化症で正しいのはどれか。
- a　脱髄病変が多発する。
- b　髄液中のIgGは低下する。
- c　末梢神経が障害されることが多い。

28 原発性睡眠障害に分類されるのはどれか。
- a　うつ病
- b　ナルコレプシー
- c　アスペルガー症候群

22 **a** 企図振戦とは、意図的に行動を起こした際に、手の震えなどが起こることであり、小脳障害などで認められる症状である。パーキンソン病の主な症状は、安静時振戦(手足の震え、丸薬まるめ運動)、筋強剛(歯車様抵抗)、無動・寡動(動作緩慢、仮面様顔貌)、姿勢反射障害(突進歩行、すくみ足)、自律神経障害(便秘、抑うつ、睡眠障害、認知症)などである。

23 **c** アルツハイマー病の初期症状として、短期記憶障害が見られる。中期的には、行動・心理症状が見られ、後期症状では寝たきりなどの症状が見られる。安静時振戦は、パーキンソン病で見られ、まだら認知症は、脳血管性認知症において見られる症状である。

24 **a** 片頭痛の前兆として閃輝暗点が認められることがある。閃輝暗点とは、視野中央部に、輝く点が現れ、ギザギザとした稲妻のような模様が波紋状に徐々に四方に広がり、見えない部分が生じる視覚症状である。

25 **b** 片頭痛の主な症状は、拍動性頭痛であり、随伴症状として悪心・嘔吐、光・音過敏などがある。群発性頭痛では縮瞳が見られることがあるが、散瞳は片頭痛でも群発性頭痛でも見られない。

26 **c** 片頭痛は、20～40歳代の女性に好発し、一次性頭痛に分類される。日常生活動作によって痛みが増悪する。

27 **a** 多発性硬化症では、中枢神経の髄鞘に対する自己免疫反応により、脱髄病変が多発する。所見では、MRIで多数斑状病変、髄液検査にてIgGやMBP(中枢神経のミエリンを構成するタンパク質)の上昇、オリゴクローナルバンド陽性などが見られる。

28 **b** ナルコレプシーは、原発性(一次性)睡眠障害に分類され、居眠りの反復、情動脱力発作、睡眠麻痺、入眠時幻覚などが見られる。続発性(二次性)睡眠障害には、うつ病、不安神経症、統合失調症、アスペルガー症候群などがある。

正誤

29 ★★★ ☑☑☑
オランザピンは、血糖値上昇による糖尿病性ケトアシドーシス及び糖尿病性昏睡を引き起こすことがある。

30 ★★★ ☑☑☑
統合失調症の発症は、思春期から青年期ではまれである。

31 ★★★ ☑☑☑
統合失調症の患者では、病識が欠けているケースが多く、認知機能障害など様々な要因によりアドヒアランスが低下しやすい。

32 ★★★ ☑☑☑
統合失調症の急性期の治療には非定型抗精神病薬の多剤併用療法が推奨される。

33 ★★★ ☑☑☑
定型抗精神病薬による治療を開始した際の注意すべき副作用に悪性症候群がある。

34 ★★★ ☑☑☑
多元受容体作用抗精神病薬(MARTA)による治療では、体重増加に注意する必要がある。

35 ★★★ ☑☑☑
統合失調の薬物治療における錐体外路障害の発症予防のため、レボドパの併用が推奨される。

36 ★★★ ☑☑☑
錐体外路障害は、漏斗下垂体のドパミン神経の過剰興奮によって起こる。

37 ★★★ ☑☑☑
中脳辺縁系のドパミン神経経路の機能亢進により、統合失調症の陽性症状が発現すると考えられている。

38 ★★★ ☑☑☑
オランザピンはハロペリドールよりも錐体外路障害を起こしにくい。

39 ★★★ ☑☑☑
オランザピンによる悪性症候群の発症はない。

29 ○ オランザピンは、統合失調症の治療に用いられるが、血糖値上昇による糖尿病ケトアシドーシス及び糖尿病性昏睡を引き起こすことがあるため、糖尿病患者には禁忌である。

30 × 統合失調症は、思春期〜青年期の10〜30歳代で好発する。

31 ○ 統合失調症の患者では、病識が欠けているケースが多く、認知機能障害など様々な要因によりアドヒアランスが低下しやすい。

32 × 統合失調症の急性期の治療には、非定型抗精神病薬を単剤で少量から使用する治療が推奨される。

33 ○ 抗精神病薬の注意すべき副作用に悪性症候群（高熱、錐体外路障害、意識障害、横紋筋融解症など）がある。

34 ○ 抗精神病薬の副作用には体重増加があり、特にMARTA（オランザピン、クエチアピン、クロザピンなど）で多い。

35 × D_2受容体遮断薬の副作用により、錐体外路障害が発症することがある。対策として、抗コリン薬の併用が行われる。レボドパは統合失調症の陽性症状の悪化のおそれがある。

36 × 錐体外路障害は、黒質線条体系のD_2受容体が遮断されることにより、ドパミン神経の機能が低下することで引き起こされ、手の震えや体のこわばりなどが生じる。漏斗下垂体は、プロラクチンの放出に関与している。

37 ○ 中脳辺縁系のドパミン神経経路は統合失調症の症状発現に大きく関与しており、機能亢進により陽性症状が、機能低下により陰性症状が発現すると考えられている。

38 ○ ハロペリドールはオランザピンよりD_2受容体遮断作用が強いため、副作用で錐体外路障害を起こしやすい。

39 × オランザピンや他の抗精神病薬の使用にて、悪性症候群が起こることがある。悪性症候群は、ドパミンなどの脳内伝達物質のバランスが急に崩れることにより起こると考えられているが、明確な機序は不明である。

40 ★★★ ☑☑☑　体重増加はオランザピンに特徴的な副作用であり、他の抗精神病薬では認めない。

41 ★★★ ☑☑☑　スルピリドの服用により、錐体外路障害をきたすことがある。

42 ★★★ ☑☑☑　クロルプロマジンの服用により、錐体外路障害をきたすことがある。

43 ★★★ ☑☑☑　クロザピンの服用により、体重増加が生じやすい。

44 ★★★ ☑☑☑　クエチアピンの服用により、体重増加が生じやすい。

45 ★★★ ☑☑☑　アリピプラゾールの服用により、体重増加が生じやすい。

46 ★★★ ☑☑☑　アリピプラゾールは、他の抗精神病薬と比較して錐体外路障害をきたしにくい。

47 ★★★ ☑☑☑　うつ病性障害は、男性の有病率が高い内因性の精神疾患である。

48 ★★★ ☑☑☑　うつ病性障害では、一般に記憶障害は認めない。

49 ★★★ ☑☑☑　セルトラリンの重大な副作用に、腎不全がある。

50 ★★★ ☑☑☑　セロトニン症候群の主な症状として、手足がピリピリする感覚や、やけどしたときのような痛みが出る。

40 ✕ 体重増加を起こしやすい抗精神病薬として、オランザピン、クエチアピン、クロザピンなどがあり、オランザピンだけで起こるわけではない。

41 ○ スルピリドはD_2受容体遮断薬で、低用量でうつ病、高用量で統合失調症の治療に用いられ、錐体外路障害をきたすことがある。胃・十二指腸潰瘍にも適応がある。近年では、主にうつ病に対して用いられることが多い。

42 ○ クロルプロマジンは、D_2受容体遮断薬で統合失調症などの治療に用いられ、錐体外路障害をきたすことがある。

43 ○ クロザピンは、中脳辺縁系ドパミン神経系に対する選択的抑制により統合失調症などの治療に用いられ、体重増加が生じやすい。D_2受容体に対する親和性は他の受容体に比べると極めて低いといわれている。

44 ○ クエチアピンは、多元受容体作用抗精神病薬(MARTA)で統合失調症などの治療に用いられるが、体重増加をきたしやすい。

45 ✕ アリピプラゾールは、ドパミン受容体を刺激・遮断する両作用を示し、体重増加が起こりづらい。

46 ○ アリピプラゾールは、ドパミン受容体の部分作動薬であるため、それにより錐体外路障害の発現が他の抗精神病薬と比較して少ないと考えられている。

47 ✕ うつ病製障害は、女性の有病率が高い内因性の精神疾患である。

48 ○ うつ病性障害では、一般に記憶障害は認めない。

49 ✕ セルトラリンは、SSRIに分類され、セロトニン神経が過剰に亢進されることにより、セロトニン症候群(精神的不安、振戦、発熱、発汗、頻脈、下痢など)を引き起こすことがある。腎不全の副作用の報告はない。

50 ✕ セロトニン症候群の主な症状として、精神的不安、振戦、発熱、発汗、頻脈、下痢などがある。手足がピリピリする感覚や、やけどしたときのような痛みは手足症候群において見られる。

51 ★★★ 双極性障害では、日内変動を認めるケースが多い。

52 ★★★ 双極性障害において、記憶障害が認められる。

53 ★★★ パニック障害において、薬物治療は原則として一生涯続ける。

54 ★★★ パニック障害の発作と判断するには、それが起こる状況の特定が必要である。

55 ★★★ パニック障害は、予期不安を合併する場合が多い。

56 ★★★ パニック障害は、恐怖の対象となっている場所や状況に対する曝露療法が有効である。

57 ★★★ パニック障害における呼吸困難に対して、酸素の投与が必要である。

58 ★★★ ラモトリギンは、双極性障害における気分エピソードの再発・再燃抑制に用いられる。

59 ★★★ ラモトリギンの重大な副作用には中毒性表皮壊死融解症及び皮膚粘膜眼症候群、薬剤性過敏症症候群などが報告されている。

60 ★★★ ラモトリギンは、気分エピソードの中でも、特にうつ状態に対する効果が強い。

61 ★★★ ラモトリギンは、定期的に血中濃度測定を行う必要がある。

51 ○ 双極性障害では、日内変動を認めるケースが多い。症状は、朝に悪く、夕方に軽快する。

52 × 双極性障害において、一般的に記憶障害は認められない。記憶障害が認められるのは認知症などの疾患である。

53 × パニック障害では、SSRI（パロキセチン、セルトラリン）や抗不安薬を用いる。治療の目標はすべての症状の寛解と機能の回復であり、改善が見られた場合には薬物治療を中止する。

54 × パニック発作は、場所や状況、誘因などが特定されているわけではない。

55 ○ パニック障害では、予期不安を合併する場合が多い。予期不安は、パニック発作を経験した後に、「また同じような発作が起こるのでは」という不安のことである。予期不安により、パニック発作が起こりやすくなるという悪循環が起こる。

56 ○ 曝露療法とは、症状が軽快したら、あえて不安場面に入って行って、その場面に耐える練習をすることである。徐々に慣れていくことで、時間とともに不安は自然と消えていく。

57 × パニック障害による呼吸困難は、ほとんどが過呼吸によるものであるため、酸素投与の必要はない。

58 ○ ラモトリギンの適応には、双極性障害における気分エピソードの再発・再燃抑制がある。

59 ○ ラモトリギンの重大な副作用には中毒性表皮壊死融解症（TEN）及び皮膚粘膜眼症候群（スティーブンス・ジョンソン症候群）、薬剤性過敏症症候群などが報告されている。

60 ○ ラモトリギンは、気分エピソードの中でも特にうつ症状に対する効果が強い。気分エピソードとは、うつ症状や躁症状が移り変わって現れている状態のことである。

61 × ラモトリギンは、必ずしも定期的に血中濃度測定を行う必要はない。ただし、腎機能が低下している患者や高齢者に対して、血中濃度の測定による投与量の調整が必要になる場合がある。

62 ★★★ ☑☑☑ 炭酸リチウムは、維持量が1日の通常量の範囲であれば、定期的な血中濃度測定は必要ない。

63 ★★☆ ☑☑☑ 炭酸リチウムの中毒が疑われる際の治療には、ループ利尿薬が適している。

64 ★☆☆ ☑☑☑ 双極性障害における治療において、ラモトリギンが使用できない場合は、オランザピンが用いられることがある。

65 ★☆☆ ☑☑☑ うつ病の診断には、Self-rating Depression Scale (SDS) による評価が有用である。

66 ★★☆ ☑☑☑ うつ病では、被害妄想状態が認められる。

67 ★★☆ ☑☑☑ うつ病では、誇大妄想や精神運動制止が認められる。

68 ★☆☆ ☑☑☑ うつ病における食欲不振は身体症状である。

69 ★☆☆ ☑☑☑ 眠りにつくまでに時間がかかる睡眠障害は、中途覚醒である。

70 ★★☆ ☑☑☑ エスゾピクロンを服用中は、睡眠途中で目が覚めたときの出来事を覚えていないことがある。

71 ★★☆ ☑☑☑ エチゾラムの服用により、口が渇くことがある。

72 ★★☆ ☑☑☑ エスゾピクロンの服用により、口が渇くことがある。

62 ✕ 炭酸リチウムの維持量は、1日通常200 ～ 800mgを1 ～ 3回分割投与することとなっている。投与量に関わらず、リチウム中毒を回避するために2 ～ 3ヶ月を目処に血中濃度を測定する必要がある。

63 ✕ 炭酸リチウムと利尿薬を併用することで、リチウム中毒を起こすことがある。リチウム中毒に対してループ利尿薬は症状の悪化を招くおそれがあるため適していない。

64 ○ オランザピンは、双極性障害における躁症状及びうつ症状の改善に適応があり、ラモトリギンが使用できない場合に代替えとして使用可能である。

65 ○ うつ病の診断には、Self-rating Depression Scale (SDS)による評価が有用である。SDSは20項目からなるうつ病の重症度を評価するためのセルフチェックによる心理検査である。

66 ✕ うつ病では、微小妄想（自分を下げる妄想）が認められることがある。微小妄想とは、罪業妄想、貧困妄想、心気妄想などである。被害妄想は、統合失調症などにおいて見られる症状である。

67 ✕ 精神運動抑止はうつ病で見られる症状であるが、誇大妄想は統合失調症や躁病において見られる症状である。

68 ○ うつ病における身体症状には、食欲低下、不眠、倦怠感、頭痛、めまいなどがある。

69 ✕ 眠りにつくまでに時間がかかる睡眠障害は、入眠障害である。中途覚醒とは、途中で何度も目が覚める状態のことである。

70 ○ エスゾピクロンは不眠に用いられる。副作用に、一過性前向性健忘（薬を飲んでからのことを覚えていない）、もうろう状態、睡眠随伴症状（夢遊症状など）などがある。

71 ○ エチゾラムは、弱い抗コリン作用を有するため、副作用として口渇が現れることがある。抗コリン作用をほぼ示さないベンゾジアゼピン系薬にはエスタゾラムがある。

72 ○ エスゾピクロンは、弱い抗コリン作用を有するため、副作用として口渇が現れることがある。抗コリン作用をほぼ示さないベンゾジアゼピン系薬にはエスタゾラムがある。

73 ☆☆☆ ☑☑☑ 睡眠薬や抗不安薬の漫然投与は避ける必要がある。

74 ★☆☆ ☑☑☑ 全般性不安障害は、不安の理由が明確ではなく、特徴的な症状がない。

75 ★★☆ ☑☑☑ ジアゼパムは、大脳皮質のベンゾジアゼピン受容体に作用し、低用量では鎮静・催眠作用を、高用量では抗不安作用を示す。

76 ★★★ ☑☑☑ タンドスピロンは、セロトニン5-HT₁受容体に作用して抗不安作用を示す。

77 ★★★ ☑☑☑ 解離性障害は、心的原因が身体症状として現れる疾患である。

78 ★☆☆ ☑☑☑ ハロペリドールは、心身症の第一選択薬である。

79 ★☆☆ ☑☑☑ 脳に器質的な損傷があるために起こる症候性てんかんと、脳に明確な障害がなく原因が特定できない特発性てんかんがある。

80 ★★★ ☑☑☑ 単純部分発作は意識消失を起こす。

81 ★★☆ ☑☑☑ 欠神発作は、身体の一部が瞬間的に強く収縮する発作で、意識障害を認める。

82 ★☆☆ ☑☑☑ てんかんの診断には、脳波検査よりもCTやMRIなどによる頭部画像検査が有用である。

83 ★★★ ☑☑☑ 原発性てんかん患者において抗てんかん薬を中止するには、2年間以上の発作消失が必要である。

73 ○ 睡眠薬や抗不安薬では、長期連用により薬物依存を生じることがあるため、治療の評価を行いながら適切な投与量を検討する必要がある。

74 ○ 全般性不安障害は、不安の理由が明確ではなく、特徴的な症状がなく、漠然とした慢性の不安感と身体症状が続く。

75 × ジアゼパムは、大脳皮質のベンゾジアゼピン受容体に作用し、低用量では抗不安作用を、高用量では催眠作用を示す。

76 ○ タンドスピロンは、セロトニン5-HT$_{1A}$受容体に選択的に作用して抗不安作用を示す。

77 ○ 解離性障害とは、心的要因により自己同一性を失い、身体症状が現れる疾患である。解離症状(健忘、遁走、多重人格、離人など)や転換症状(失声、運動障害、痙攣発作など)が見られる。

78 × 心身症とは、心理・社会的因子(ストレス)により、器質的・機能的障害が認められる疾患である。SSRIや、セロトニン・ノルアドレナリン再取り込み阻害薬(SNRI)、ベンゾジアゼピン系薬などが用いられる。ハロペリドールは、統合失調症の治療薬である。

79 ○ 脳に器質的な損傷(脳腫瘍、脳出血、脳梗塞など)があるために起こる症候性てんかんと、脳に明確な障害がなく原因が特定できない特発性てんかんがある。

80 × 単純部分発作は意識消失を伴わない。部分複雑発作は、意識消失を伴う。

81 × 欠神発作は過呼吸により誘発され、突然に短時間の意識消失が起こるが、痙攣は起こらない。痙攣が起こるのは、強直間代発作である。

82 × てんかんの診断には、脳波検査が最も有用である。器質的障害が原因の症候性てんかんの場合は、CTやMRIなどの検査も有用となる。

83 ○ 原発性てんかん患者において抗てんかん薬を中止するには、2年間以上の発作消失・脳波の正常化が必要である。

84 ★★★ フェニトインの服用により、副作用として歯茎の腫れが起こることがある。

85 ★★★ バルプロ酸の有効血中濃度は80 ～ 200μg/mLである。

86 ★★★ バルプロ酸は、尿素サイクル異常症の患者には禁忌である。

87 ★★★ ラクナ梗塞では、軽度の運動障害や感覚障害を呈し、意識障害はほとんど見られない。

88 ★★★ アテローム血栓性脳梗塞では、活動時に突然発症し、片麻痺、意識障害を高頻度に認める。

89 ★★★ アテローム血栓性脳梗塞では、一過性脳虚血発作が発症する例が多い。

90 ★★★ 心原性脳梗塞では、一過性脳虚血発作が先行する例が多く、安静時に好発する。

91 ★★★ クモ膜下出血では、意識障害を示すことは少ない。

92 ★★★ クモ膜下出血は、40 ～ 60歳代の女性に好発する。

93 ★★★ クモ膜下出血は、ウィリス動脈輪前部に好発する。

94 ★★★ 脳出血では、意識障害を高頻度に認める。

95 ★★★ 脳出血の中で、小脳出血が一番多く見られる。

96 ★★★ パーキンソン病は、10歳代に発症のピークがある。

84 ○ フェニトインの服用により、副作用として歯茎の腫れ（歯肉増殖）が起こることがある。その他、Ca^{2+}チャネル遮断薬やシクロスポリンでもこの副作用は起こることがある。

85 × バルプロ酸の有効血中濃度は40 ～ 120μg/mLである。

86 ○ バルプロ酸は、高アンモニア血症をきたすおそれがあるため、尿素サイクル異常症の患者には投与禁忌である。

87 ○ ラクナ梗塞は非常に細い血管で起こる脳梗塞であり、軽度の運動障害や感覚障害を呈するが、意識障害はほとんど見られない。

88 × アテローム血栓性脳梗塞は、比較的大きな脳動脈の動脈硬化による狭窄・閉塞により起こり、主に安静時に片麻痺や意識障害などを引き起こす。原因疾患に糖尿病などの生活習慣病がある。

89 ○ アテローム血栓性脳梗塞では、一過性脳虚血発作が発症する例が多い。

90 × 心原性脳塞栓症は、心臓内血栓や心臓を経由する栓子（主にフィブリン血栓）による脳動脈の閉塞により起こり、活動時に好発する。一過性脳虚血発作などの前駆症状は見られにくい。主な原因疾患には心房細動がある。

91 × クモ膜下出血は、脳動脈瘤の破裂や脳動静脈奇形が原因で起こり、突然の激しい頭痛、嘔吐、意識障害などを引き起こす。

92 ○ クモ膜下出血は、40 ～ 60歳代の女性に好発する。

93 ○ クモ膜下出血は、ウィリス動脈輪前部に好発する。

94 ○ 脳出血は、長期的な高血圧状態により脳動脈が破裂することにより起こる疾患であり、主な症状として、意識障害、片麻痺、頭痛、嘔吐などをきたす。

95 × 脳出血の中では、被殻出血が一番多く見られる。

96 × パーキンソン病は、50歳以上に好発する。

97 ★★★ ☑☑☑
パーキンソン病は、神経変性疾患の中で最も発症頻度が高い疾患である。

98 ★★★ ☑☑☑
パーキンソン病は、進行すると認知機能が低下することがある。

99 ★★☆ ☑☑☑
パーキンソン病は、アミロイドβタンパク質が病因となる。

100 ★★☆ ☑☑☑
パーキンソン病は病理学的にレビー小体の出現が認められる。

101 ★★☆ ☑☑☑
ドパミン受容体遮断薬は早期のパーキンソン病の症状を改善する。

102 ★★☆ ☑☑☑
動作がゆっくりになることを寡動、立っているときに前かがみの姿勢が目立つような症状を姿勢反射障害という。

103 ★☆☆ ☑☑☑
パーキンソン病の症状は、脳の線条体を起始核とする神経が変性が関与している。

104 ★★☆ ☑☑☑
カルビドパはドパミンの血液脳関門の通過性を上げる。

105 ★☆☆ ☑☑☑
レボドパ製剤の薬効持続時間の短縮は、遺伝子多型による個人差で生じる。

106 ★★★ ☑☑☑
レボドパ製剤のwearing-off現象に対して、1回量を減量し、エンタカポンを併用することがある。

107 ★★☆ ☑☑☑
パーキンソン病の診断においては、Hoehn and Yahrの重症度分類が用いられる。

97 ✕ パーキンソン病は、神経変性疾患の中で、アルツハイマー病に次いで頻度の高い疾患である。

98 ◯ パーキンソン病は、進行すると認知機能が低下することがある。

99 ✕ パーキンソン病は、中脳の黒質が変性し、ドパミン産生量が低下することで起こる。アミロイドβタンパク質が病因となるのは、アルツハイマー型認知症である。

100 ◯ パーキンソン病は病理学的に残存神経細胞内におけるレビー小体の出現、黒質・青班核の色素脱失が見られる。レビー小体型認知症を併発しやすい。

101 ✕ パーキンソン病の治療には、レボドパ製剤、ドパミン受容体刺激薬などが用いられる。

102 ◯ 寡動や姿勢反射障害は、パーキンソン病に特徴的な症状である。姿勢反射障害の例として、突進歩行やすくみ足などがある。

103 ✕ パーキンソン病の症状には、中脳黒質のドパミン神経の変性が関与している。線条体は大脳基底核に存在する。

104 ✕ カルビドパは、芳香族L-アミノ酸脱炭酸酵素(アミノ酸デカルボシキラーゼ)を阻害し、末梢のレボドパの代謝を抑制し、レボドパの血液脳関門の通過性を上昇させる。

105 ✕ レボドパの長期服用時に作用時間が短くなり症状に変動を認める現象をwearing-off現象といい、ドパミン神経細胞が減少することで、ドパミンを保存する能力が低下することにより起きる。

106 ◯ wearing-off現象に対しては、エンタカポン(COMT阻害)の併用が用いられる。他にも、ドパミンアゴニストやセレギリン(COMT$_B$阻害)を用いることもある。その際に副作用などを考慮して、レボドパ製剤の用量の変更を行うことがある。

107 ◯ パーキンソン病の診断においては、Hoehn and Yahrの重症度分類が用いられる。

108 On-off現象とは、レボドパ製剤の1回服用後の効果持続時間が短縮していく症状である。

109 パーキンソン病患者に対し、前回の来局から本日までの日数と前回の投与日数を確認した。

110 パーキンソン病患者において、手の震えが見られたが、患者に確認することなくPTPシートのまま投薬した。

111 ★★☆ ✓✓✓ トリヘキシフェニジルの服用中の患者に、尿が出にくくないか確認した。

112 ★★☆ ✓✓✓ レボドパ製剤を服用中の患者に自動車の運転は差し支えないと説明した。

113 ★★★ ✓✓✓ アルツハイマー病と診断された患者に対し、初回投与でドネペジル5mgが処方されていたため、医師に疑義照会を行った。

114 ★★☆ ✓✓✓ ドネペジルを服用中の患者で、症状の進行が見られた場合は、リバスチグミンを併用する。

115 ★★☆ ✓✓✓ ドネペジルを服用中の患者で、症状の進行が見られた場合は、ガランタミンを併用する。

116 ドネペジルを服用中の患者で、症状の進行が見られた場合は、メマンチンを併用する。

108 ○ On-off現象とは、レボドパ製剤服用中に急激に症状がよくなったり、悪くなったりする現象のことをいう。起きることは非常にまれである。レボドパ製剤の1回服用後の効果持続時間が短縮するものは、wearing-off現象である。

109 ○ パーキンソン病の治療薬では、服薬回数が多いものが多く、手指の障害や認知機能の低下などから、アドヒアランスの低下が見られるケースがあるため、患者の服薬状況の確認が必要である。

110 × パーキンソン病患者において、手の震えなどが見られた場合には、一包化調剤を行うか確認を行い、アドヒアランスの向上に努める。

111 ○ トリヘキシフェニジルは、抗コリン薬であり、排尿困難をきたすことがあるため、排尿状態の確認は重要である。

112 × レボドパ製剤を服用中に、前兆のない突発的睡眠、傾眠、調節障害及び注意力・集中力・反射機能等の低下が起こることがあるため、自動車の運転など危険を伴う機械の操作は控えるよう指導する。

113 ○ ドネペジルの投与は、アルツハイマー型認知症の患者に対して1日1回3mgから開始し、1〜2週間後に5mgに増量する。高度のアルツハイマー型認知症患者には、5mgで4週間以上経過後、10mgに増量する。

114 × ドネペジルは、コリンエステラーゼ阻害作用を有する同効薬と併用しないこととされている。リバスチグミンは、軽度及び中等度のアルツハイマー型認知症における認知症症状の進行抑制に用いられるコリンエステラーゼ阻害作用を持つ薬剤である。

115 × ドネペジルは、コリンエステラーゼ阻害作用を有する同効薬と併用しないこととされている。ガランタミンは、軽度及び中等度のアルツハイマー型認知症における認知症症状の進行抑制に用いられる、コリンエステラーゼ阻害作用を持つ薬剤である。

116 ○ メマンチンはNMDA受容体を遮断するため、中等度及び高度アルツハイマー型認知症における症状の進行抑制に用いられる。両者の作用機序が異なるため、ドネペジルと併用することができる。

117 ★★☆ ☑☑☑ アルツハイマー病と診断された患者で、最近見当識障害や判断能力が悪化が見られた場合は、メチルフェニデートを併用する。

118 ★★★ ☑☑☑ ドネペジルの初回投与量が3mg/日である理由は、消化器系副作用の発現を抑えるためである。

119 ★★☆ ☑☑☑ アルツハイマー型認知症では脳内コリン作動性神経系の著しい亢進を認める。

120 ★☆☆ ☑☑☑ アルツハイマー型認知症では前頭葉を中心として全般的脳萎縮を認める。

121 ★★☆ ☑☑☑ アルツハイマー型認知症では、アミロイドβオリゴマーが、神経細胞周囲に蓄積する。

122 ★☆☆ ☑☑☑ アルツハイマー型認知症では大脳皮質を中心に、老人斑と神経原線維変化を認める。

123 ★★★ ☑☑☑ アルツハイマー型認知症で特徴的な中核症状として徘徊がある。

124 ★☆☆ ☑☑☑ レビー小体型認知症では、SPECT・PETにて後頭葉の血流低下が見られる。

125 ★☆☆ ☑☑☑ レビー小体型認知症では、幻視が現れることが多い。

126 ★★☆ ☑☑☑ レビー小体型認知症の病理組織学的には、大脳にレビー小体が認められる。

127 ★☆☆ ☑☑☑ レビー小体型認知症では、アセチルコリン受容体に対する自己抗体が存在する。

128 ★☆☆ ☑☑☑ レビー小体型認知症では、運動ニューロンが傷害され、全身の筋力低下が認められる。

117 × メチルフェニデートは、注意欠陥/多動性障害(AD/HD)に用いられるが、アルツハイマー型認知症に対する適応はない。

118 ○ ドネペジルの3mg/日投与は有効用量ではなく、消化器系副作用の発現を抑える目的なので、原則として1〜2週間を超えて使用しないこととされている。

119 × アルツハイマー型認知症は、脳内コリン作動性神経系の著しい機能低下を認める。

120 × アルツハイマー型認知症では、大脳の全般的な萎縮(脳溝・脳室の拡大)を認めるが、特に側頭葉内側にある海馬領域の萎縮が見られる。

121 ○ アルツハイマー型認知症では、アミロイドβオリゴマー(アミロイドβタンパク質)が、神経細胞周囲に蓄積することで症状の発症に関与している。なお、アミロイドβタンパク質が線維化したものを老人斑という。

122 ○ アルツハイマー型認知症では大脳皮質を中心に、老人斑と神経原線維変化を認める。

123 × アルツハイマー型認知症では、特徴的な症状に中核症状[記憶障害(健忘)、見当識障害など]と周辺症状(物盗られ妄想、抑うつ、徘徊、興奮など)がある。

124 ○ レビー小体型認知症では、放射性医薬品を用いた画像診断であるSPECTやPETにて後頭葉の血流低下が見られる。

125 ○ レビー小体型認知症の主な症状として、変動する認知機能障害、幻視、パーキンソン症状、REM睡眠行動障害などがある。

126 ○ レビー小体型認知症の病理組織学的には、大脳にレビー小体が認められる。レビー小体とは、主にα-シヌクレインというタンパク質の凝集体である。

127 × アセチルコリン受容体に対する自己抗体が存在するのは、重症筋無力症である。

128 × 運動ニューロンが傷害され、全身の筋力低下が認められるのは、筋萎縮性側索硬化症(ALS)である。

129 ★★★ ☑☑☑ ドネペジル服用中の患者においてパーキンソニズムが悪化した場合には、ドネペジルを増量する。

130 ★★★ ☑☑☑ ドネペジルの消化性潰瘍予防のために、ランソプラゾールの投与を行う。

131 ★★★ ☑☑☑ ドネペジルの服用中には、出血や徐脈などに注意する。

132 ★★★ ☑☑☑ スマトリプタンは片頭痛の予防薬なので毎日定時に服用する。

133 ★★★ ☑☑☑ スマトリプタンの効果が不十分な場合、スマトリプタンを1時間間隔で服用する。

134 ★★★ ☑☑☑ 片頭痛は、一次性頭痛に分類される。

135 ★★★ ☑☑☑ 片頭痛は、日常生活動作によって痛みが増悪することが多い。

136 ★★★ ☑☑☑ 片頭痛の随伴症状として、光・音・臭過敏、悪心・嘔吐を伴うことが多い。

137 ★★★ ☑☑☑ 片頭痛は、入浴によって痛みが増悪することが多い。

138 ★★★ ☑☑☑ 片頭痛の発症は、男性に多い。

139 ★★★ ☑☑☑ スマトリプタンを頻回使用すると、薬物乱用頭痛を起こすおそれがある。

129 ✗ ドネペジルの重大な副作用に錐体外路障害がある。パーキンソニズムの治療には、レボドパ、D_2受容体刺激薬、抗コリン薬などが用いられる。

130 ✗ ランソプラゾールは、胃潰瘍、十二指腸潰瘍などの治療に用いられ、ドネペジルによる消化性潰瘍の予防には用いられない。アスピリンなどによる消化性潰瘍の再発予防であれば使用できる。

131 ○ ドネペジルには、血小板減少の副作用があるため、出血などに注意する。また、副交感神経興奮様作用により心機能が低下するため、徐脈の発現にも注意する。

132 ✗ スマトリプタンは、片頭痛の発現時に用いる。発作予防薬にはロメリジンやガルカネズマブがある。

133 ✗ スマトリプタンの効果が不十分な場合には、追加投与をすることができるが、前回の投与から2時間以上あけることとされている。

134 ○ 頭痛には原因疾患がない一次性頭痛と、原因疾患がある続発性の二次性頭痛がある。片頭痛は、一次性頭痛に分類される。

135 ○ 片頭痛は、日常生活動作によって痛みが増悪することが多い。また、チョコレートや赤ワインの摂取が痛みを招くこともある。

136 ○ 片頭痛は、随伴症状として、光・音・臭過敏、悪心・嘔吐を伴うことが多い。

137 ○ 片頭痛は、入浴やマッサージによって痛みが増悪することが多い。

138 ✗ 片頭痛の発症は、女性に多い。

139 ○ 薬物乱用頭痛は、片頭痛や緊張型頭痛のような頭痛がほぼ毎日のように起こり、かつ、治療薬に対して抵抗性を示すことが特徴的である。トリプタン製剤やNSAIDsなどの乱用により生じることがある。トリプタン乱用頭痛は、トリプタン製剤の使用頻度が10回以上/月となると現れやすい。

140 ★★★ ☑☑☑ スマトリプタンを服用中の患者にエルゴタミンを用いることができる。

141 ★★★ ☑☑☑ バルプロ酸は片頭痛の急性期の発作を抑える効果がある。

142 ★★★ ☑☑☑ 緊張型頭痛では、後頭部付近に拍動性の頭痛が起こる。

143 ★★★ ☑☑☑ 緊張性頭痛は、一次性頭痛の中で最も頻度が高い。

144 ★★★ ☑☑☑ 群発性頭痛では、片側の目の奥に激烈的な発作性の頭痛が起こる。

145 ★★★ ☑☑☑ 群発頭痛は前兆なく突然発症し、1ヶ月ほどの間、ほぼ毎日決まった時間に眼窩部を中心とした強烈な痛みを現す。

146 ★★★ ☑☑☑ 多発性硬化症では、脱髄病変が多発する。

147 ★★★ ☑☑☑ 多発性硬化症では、髄液中のIgGは低下する。

148 ★★★ ☑☑☑ 多発性硬化症の視力低下は網脈絡膜炎による。

149 ★★★ ☑☑☑ 多発性硬化症では、病変の検出にMRIが有用である。

150 ★★★ ☑☑☑ 多発性硬化症では、末梢神経が障害されることが多い。

151 ★★★ ☑☑☑ 注意欠陥・多動性障害(AD/HD)患者に対して、メチルフェニデート徐放錠が使用できる。

152 ★★★ ☑☑☑ アトモキセチンは他の注意欠陥・多動性障害(AD/HD)治療薬に比べて依存性が強い。

140 ✕　スマトリプタンを服用中の患者にエルゴタミンは併用禁忌である。エルゴタミンを併用すると、5-HT$_{1B/1D}$受容体作動薬との薬理的相加作用により血管収縮作用を示し、血圧上昇または血管攣縮が増強されるおそれがある。

141 ✕　バルプロ酸は、片頭痛発作の発症予防に用いられ、急性期の発作を抑える効果はない。

142 ✕　緊張型頭痛では、後頭部付近に非拍動性の頭痛が起こる。

143 ○　緊張性頭痛は、一次性頭痛の中で最も頻度が高く、精神的・身体的ストレスが原因となる。

144 ○　群発性頭痛では、片側の目の奥に激烈的な発作性の頭痛が起こる。

145 ○　群発頭痛は前兆なく突然発症し、1ヶ月ほどの間、ほぼ毎日決まった時間に眼窩部を中心とした強烈な痛みを現す。通常、1年に1～2回の周期で発生する。群発頭痛は、夜間睡眠中に現れることが多く、痛みがある側の目で充血や流涙が見られることがある。有病率は0.1％といわれている。

146 ○　多発性硬化症では、中枢神経に脱髄病変が多発する。

147 ✕　多発性硬化症は自己免疫的機序が考えられており、髄液中のIgGは上昇する。

148 ✕　多発性硬化症は、中枢神経の白質の脱髄により、視神経などが障害されることで、視力低下や眼球運動障害が起こる。

149 ○　多発性硬化症では、病変の検出にMRIが有用である。

150 ✕　多発性硬化症は、中枢神経系の脱髄病変を起こす疾患である。

151 ○　メチルフェニデート徐放錠は、ドパミン・ノルアドレナリン再取り込み阻害作用により、AD/HDに用いられる。

152 ✕　アトモキセチンは、ノルアドレナリンの再取り込み阻害作用により、AD/HDに用いられる。非中枢刺激薬であるため、他の治療薬に比べると依存性のリスクは低いとされている。

153 ★★★
☑☑☑
注意欠陥・多動性障害（AD/HD）では、環境調節などの配慮の必要はない。

154 ★★★
☑☑☑
注意欠陥・多動性障害（AD/HD）の主症状には、不注意、多動性、衝動性の3つがある。

155 ★★★
☑☑☑
注意欠陥・多動性障害（AD/HD）の主症状は成人期以降に消失する。

156 ★★★
☑☑☑
ナルコレプシーでは、睡眠時ポリグラフ検査や反復睡眠潜時検査が、診断に有用である。

157 ★★★
☑☑☑
ナルコレプシーの患者に対して、メチルフェニデートの代わりにアトモキセチンを用いることができる。

158 ★★★
☑☑☑
メチルフェニデートは、モダフィニルより依存性が強い。

159 ★★★
☑☑☑
メチルフェニデートの作用機序は、ドパミン及びノルアドレナリン再取り込み阻害である。

160 ★★★
☑☑☑
クロミプラミンは、ナルコレプシーのREM睡眠関連症状の改善のために使用される。

161 ★★★
☑☑☑
クロミプラミンの作用機序は、ノルアドレナリン及び、セロトニンの再取り込み阻害である。

162 ★★★
☑☑☑
ナルコレプシーでは、日中覚醒できていれば食生活と睡眠習慣の改善は推奨しない。

153 ✕ AD/HDでは、周囲からの否定により自己否定が強まり、精神疾患を合併することもある。そのため、本人の困難さに沿って、生活しやすいように周囲の環境を工夫する環境調節が必要である。

154 ○ AD/HDの主症状には、不注意、多動性、衝動性の3つがある。

155 ✕ AD/HDの主症状は、成人期までに落ち着くケースは多く見られるが、一部の症状を成人期以降にも持ち越すことも少なくない。

156 ○ ナルコレプシーでは、睡眠時ポリグラフ検査(睡眠・呼吸の状態、心電図、眼球運動、筋電図、いびき、動脈血酸素飽和度などの生体活動を一晩に渡って測定する検査)や反復睡眠潜時検査(日中の眠気を客観的に評価するために、入眠過程や脳波などに異常がないかを調べる検査)が、診断に有用である。

157 ✕ メチルフェニデートは、ナルコレプシーに適応を持ち、メチルフェニデート徐放製剤とアトモキセチンはAD/HDに適応を持つ。

158 ○ メチルフェニデートは、モダフィニルより依存性が強いとされている。モダフィニルは、効果持続時間が長く依存性が弱いため、ナルコレプシーの第一選択薬となる。

159 ○ メチルフェニデートの作用機序は、ドパミン及びノルアドレナリンの再取り込み阻害である。

160 ○ クロミプラミンは、ナルコレプシーに伴う情動脱力発作、REM睡眠関連症状の改善のために使用される。

161 ○ クロミプラミンは三環系抗うつ薬であり、ノルアドレナリン及びセロトニンの再取り込みを阻害する。ナルコレプシーに伴う情動脱力発作にも用いられる。

162 ✕ ナルコレプシーは睡眠不足によって日中の眠気が出やすいため、健常者以上に食生活や睡眠習慣を適切に保つことが大切とされている。

Column トリプルワーミー

　トリプルワーミーとは、Triple Whammy（三段攻撃）という意味であり、次の3剤を併用することをいいます。

①NSAIDs
②レニン-アンジオテンシン系（RAS）阻害薬（ACE阻害薬及びARB）
③利尿薬

　近年、この3剤の併用により、急性腎障害（AKI）のリスクが増大することが知られてきました。
　たとえば、NSAIDsは痛み止めとして様々な分野で用いられており、処方箋医薬品としてだけではなくOTCでも取り扱いがあります。また、RAS阻害薬や利尿薬は降圧薬としてよく用いられており、「気づいたら3剤を併用していた」ということが意外に多くの患者さんの身に起こっています。
　こういうときに役に立つのが「お薬手帳」です。特にいくつもの医療機関を受診している患者さんには、トリプルワーミーを避けるためにも、しっかりとお薬手帳を活用してもらいましょう！

第2章

免疫・炎症・アレルギー 及び骨・関節の疾患

2-1　免疫・炎症・アレルギー疾患

1 アナフィラキシーショックに関する記述のうち、<u>誤っている</u>のはどれか。

    a　主にⅣ型アレルギー反応である。

    b　ラテックスなどの皮膚接触も原因となり得る。

    c　喘鳴や呼吸困難に対して、アミノフィリンが有効である。

2 ハチ刺されなどに起因するアナフィラキシーショックに対し自己注射で用いられる昇圧薬はどれか。

    a　ドブタミン

    b　フェニレフリン

    c　アドレナリン

3 アナフィラキシーショックを引き起こして救急搬送された患者に対し、初療段階で使用する注射薬として<u>適切でない</u>のはどれか。

    a　ヒドロコルチゾンコハク酸エステル

    b　クロルフェニラミン

    c　プロプラノロール

4 関節リウマチに関する記述のうち、<u>誤っている</u>のはどれか。

    a　女性に多い。

    b　関節炎は多発性で対称性である。

    c　腫瘍壊死因子α（TNF-α）の産生低下により発症する。

5 関節リウマチの治療薬はどれか。

    a　セツキシマブ

    b　インフリキシマブ

    c　ベバシズマブ

解答　免疫・炎症・アレルギー疾患

1　a　アナフィラキシーショックは、主に I 型アレルギー反応であり、薬物・ハチ毒・食物などのアレルゲン侵入が原因となるが、ラテックス（天然ゴム製品）などへの皮膚接触も原因となり得る。原因物質の侵入により、ケミカルメディエーター（ヒスタミンやロイコトリエンなど）が放出され、血管拡張による血圧下降や、気管支収縮や咽頭浮腫による呼吸困難などを呈する。喘鳴や呼吸困難に対してはアミノフィリンが有効である。

2　c　ハチ刺されなどに起因するアナフィラキシーショックの血圧下降に対し、アドレナリンの自己筋肉注射が用いられる。ドブタミンは β_1 受容体刺激薬であり、心収縮力の増強により、徐脈や心停止などに用いられる。フェニレフリンは α_1 受容体刺激薬であり、急性低血圧またはショックに用いられる。

3　c　プロプラノロールは非選択的 β 受容体遮断薬であり、血圧下降や気管支収縮作用があるため、アナフィラキシーショックを発症している患者には適さない。アナフィラキシーショックを引き起こした患者の初療段階では、アドレナリン（昇圧作用）、ヒドロコルチゾンコハク酸エステル（抗ショック作用）、クロルフェニラミン（抗アレルギー作用）などが用いられる。

4　c　関節リウマチは、TNF-α の産生増加を発症の原因とする、30〜50歳代の女性に好発する自己免疫疾患であり、関節の炎症は多発性で、左右対称に起こる。

5　b　関節リウマチの主な治療薬は、抗リウマチ薬（DMARDs）であるメトトレキサート、生物学的製剤であるインフリキシマブなどである。セツキシマブは抗EGFRモノクローナル抗体で、大腸がんや頭頸部がんなどに用いられる。ベバシズマブは抗VGEFモノクローナル抗体で、大腸がん、非小細胞肺がん、卵巣がん、乳がんなどに用いられる。

6 ★★★ ☑☑☑
インフリキシマブの投与前に必要な検査として誤っているのはどれか。
- a　リウマトイド因子
- b　胸部レントゲン
- c　ツベルクリン反応

7 ★★★ ☑☑☑
関節リウマチに関する記述のうち、誤っているのはどれか。
- a　罹患率は男性が女性に比べて高い。
- b　多様な関節外症状を呈する。
- c　早期診断に抗環状シトルリン化ペプチド（抗CCP）抗体の検査が有用である。

8 ★★★ ☑☑☑
関節リウマチで上昇していると考えられる検査項目はどれか。
- a　CPK
- b　KL-6
- c　MMP3

9 ★★★ ☑☑☑
メトトレキサートカプセル服用中の患者で、関節リウマチの症状が改善しない場合、新しく追加される注射薬として適切なのはどれか。
- a　オマリズマブ
- b　インフリキシマブ
- c　リツキシマブ

10 ★★★ ☑☑☑
免疫複合体が組織に沈着することによって引き起こされるアレルギー反応の型はどれか。
- a　II型
- b　III型
- c　IV型

11 ★★★ ☑☑☑
全身性エリテマトーデス（SLE）の症状として発現頻度が最も低いのはどれか。
- a　低体温
- b　関節痛
- c　口腔内潰瘍

6 **a** インフリキシマブは、抗ヒトTNFαモノクローナル抗体であり、関節リウマチなどに用いられる。結核菌の活発化や結核症状の発現を招くことがあるため、胸部レントゲン、ツベルクリン反応などの検査を予め行い、結核菌感染の有無を確認する。なお、ツベルクリン反応は予防接種にも反応するため、この際の検査にはIFN-γ遊離試験が推奨される。

7 **a** 関節リウマチは、TNF-αの産生増加を原因とし、30〜50歳代の女性に好発する自己免疫疾患であり、多様な関節外症状(間質性肺炎、リウマトイド結節など)を呈する。関節の炎症は多発性で、左右対称に起こる。早期診断には、関節リウマチに特異性の高い抗CCP抗体の検査が有用である。

8 **c** MMP3(マトリックスメタロプロテアーゼ3)は、滑膜増殖、関節破壊を示すマーカーであり、関節リウマチで早期から上昇する。CPK(CK)は骨格筋などに多く含まれる酵素である。KL-6は間質性肺炎などで上昇が見られる。

9 **b** インフリキシマブは、抗ヒトTNF-αモノクローナル抗体であり、関節リウマチ、クローン病、潰瘍性大腸炎などに用いられる。オマリズマブは、抗IgEモノクローナル抗体であり、気管支喘息、蕁麻疹、季節性アレルギー性鼻炎などに用いられる。リツキシマブは、抗CD20モノクローナル抗体で、CD20陽性のB細胞性非ホジキンリンパ腫に用いられる。

10 **b** アレルギー反応はI〜IV型に分類され、それぞれI型はアナフィラキシー型・即時型、II型は細胞傷害型、III型は免疫複合型、IV型は遅延型・細胞免疫型・ツベルクリン型といった呼び名がある。

11 **a** SLEの主な症状は、発熱、倦怠感、易疲労感、皮膚・粘膜症状(光線過敏症、蝶型紅斑、口腔内潰瘍など)、筋・関節症状(非変形性の関節炎)、腎症状(ループス腎炎)、神経症状、肺症状などがあり、低体温の発現頻度は低い。

12 ★★★ ☑☑☑
全身性エリテマトーデス (SLE) に特異性の高い抗体はどれか。
- a　抗チログロブリン抗体（抗サイログロブリン抗体）
- b　抗二本鎖 DNA 抗体
- c　抗 Jo-1 抗体

13 ★★★ ☑☑☑
アナフィラキシーショックでは、マスト (肥満) 細胞の脱顆粒が起こる。

14 ★★★ ☑☑☑
ハチ毒によるアナフィラキシーショック症状のピークは数時間後である。

15 ★★★ ☑☑☑
アナフィラキシーショックでは、循環血液量が増加し、血圧が上昇する。

16 ★★★ ☑☑☑
アナフィラキシーショックでは、喉頭や気管の浮腫を伴う。

17 ★★★ ☑☑☑
アナフィラキシーショックでは、徐脈の合併が多い。

18 ★★★ ☑☑☑
アナフィラキシーショックの発症にはⅢ型アレルギーが関与している。

19 ★★★ ☑☑☑
アナフィラキシーショックでは、肥満細胞からの化学伝達物質の急激な放出により、全身ショック状態に陥ることがある。

20 ★★★ ☑☑☑
ハチ毒におけるアナフィラキシーショックでは、通常は原因物質侵入後5〜10分以内に症状が発現する。

21 ★★★ ☑☑☑
アナフィラキシーショックにおける血圧下降の原因は血管透過性の低下である。

12 **b** SLEでは、抗二本鎖DNA、抗核抗体(抗dsDNA、抗Sm、抗ヒストン抗体)が陽性となる。抗チログロブリンは甲状腺疾患で陽性になり、抗Jo-1抗体は多発性筋炎/皮膚筋炎 (PM/DM)に特異的な自己抗体である。

13 **○** アナフィラキシーショックでは、血中や組織中の肥満細胞及び好塩基球上の高親和性IgE受容体と結合したIgE抗体にアレルゲン(卵、花粉、ハウスダストなど)が結合することで、肥満細胞や好塩基球からヒスタミンをはじめとするケミカルメディエーターが遊離(脱顆粒)することで起こる。

14 **×** アナフィラキシーショックでは、ハチ毒などの非経口によるアレルゲンの曝露では特に発症が早く、数分で症状がピークに達する。経口によるアレルゲンの暴露では、数分 ～ 数時間で症状がピークに達する。

15 **×** アナフィラキシーショックでは、ケミカルメディエーターにより血管の拡張が起こり、急激に血圧が下降する。

16 **○** アナフィラキシーショックでは、毛細血管の透過性亢進により咽頭や気管の浮腫が起こり、上気道閉塞による窒息を招き、死に至る場合がある。

17 **×** アナフィラキシーショックでは、急激な血圧下降に伴う圧受容器の反射により、頻脈を合併することが多い。

18 **×** アナフィラキシーショックの発症にはI型アレルギーが関与している。

19 **○** アナフィラキシーショックでは、肥満細胞から化学伝達物質(ケミカルメディエーター)が遊離する。その中の1つであるヒスタミンの血管拡張作用により、急激な血圧下降が起こり、全身ショック状態に陥ることがある。

20 **○** ハチ毒におけるアナフィラキシーショックでは、通常は原因物質侵入後5 ～ 10分以内に症状が発現する。

21 **×** アナフィラキシーショックにおける血圧下降の原因はヒスタミンの血管拡張作用によるものである。また、毛細血管の透過性亢進により咽頭や気管の浮腫が起こり、上気道閉塞に至る。

第2章　免疫・炎症・アレルギー及び骨・関節の疾患

22 ★★★ ☑☑☑　アナフィラキシーショック発症時に酸素飽和度が低下することがある。

23 ★★★ ☑☑☑　関節リウマチでは、滑膜細胞からは、IL-6やTNF-αなどの炎症性サイトカインが分泌される。

24 ★★★ ☑☑☑　関節リウマチの合併症として、間質性肺炎がある。

25 ★★★ ☑☑☑　関節リウマチで見られるリウマトイド因子は、IgMのFc部分に対する自己抗体である。

26 ★★★ ☑☑☑　関節リウマチでは、全身の大小の関節が障害されるが、脊椎は障害されない。

27 ★★★ ☑☑☑　関節リウマチでは、手指の中で特に遠位指節間関節（DIP）が障害されやすい。

28 ★★★ ☑☑☑　インフリキシマブは、投与により、結核、敗血症を含む重篤な感染症及び脱髄疾患の悪化などが起こることが警告されている。

29 ★★★ ☑☑☑　メトトレキサート服用中の患者で、めまい、ふらつきなどの低血糖症状が起こる場合がある。

30 ★★★ ☑☑☑　関節リウマチの治療において、メトトレキサートは毎日服用する薬ではない。

22 ○ アナフィラキシーショック発症時に遊離した、ロイコトリエンやヒスタミンによる気管支平滑筋の収縮や咽頭浮腫により呼吸困難が生じ、酸素飽和度が低下することがある。

23 ○ 関節リウマチでは、滑膜細胞からは、IL-6やTNF-αなどの炎症性サイトカインが分泌される。

24 ○ 関節リウマチは、全身性の慢性炎症性疾患であり、関節だけではなく、発熱、体重減少、倦怠感などの全身症状とともに多臓器にわたる関節外症状(間質性肺炎、リウマトイド結節、末梢神経障害など)をきたす。また、間質性肺炎は関節リウマチの治療薬であるメトトレキサートの副作用で起こることもある。

25 ✕ 関節リウマチで見られるリウマトイド因子は、IgG抗体のFc部分に対する自己抗体である。IgG型リウマチ因子は関節リウマチの活動性や悪性度の指標、治療効果のモニタリングに用いられる。

26 ✕ 関節リウマチの関節炎は、手足の小関節で多く見られるが、障害が脊髄にまで及ぶこともある。

27 ✕ 関節リウマチでは、手指の中で特に近位指節間関節(PIP)や中手指節間関節(MCP)が障害されやすい。DIPでの障害はほとんど見られない。

28 ○ インフリキシマブは、投与により、結核、敗血症を含む重篤な感染症及び脱髄疾患の悪化などが起こることが警告されている。そのため、投与前に胸部レントゲンや、IFN-γ遊離試験またはツベルクリン反応検査を行うことで、結核感染の有無を確認する。

29 ✕ メトトレキサートの副作用に、低血糖症状の報告はない。低血糖症状の副作用に注意する薬剤には、血糖降下薬や抗不整脈薬のシベンゾリンなどがある。

30 ○ メトトレキサートを関節リウマチに用いる場合、1週間単位の投与量を6mgとし、1週間単位の投与量を1回または 2 ～ 3 回に分割して経口投与する。分割して投与する場合、初日から2日目にかけて12時間間隔で投与する。1回または2回分割投与の場合は残りの6日間、3回分割投与の場合は残りの5日間は休薬する。これを1週間ごとに繰り返す。

第2章

免疫・炎症・アレルギー及び骨・関節の疾患

31 ★★★ ☑☑☑ メトトレキサート服用中に発熱、のどの痛み、風邪のような症状が現れた場合は、すぐに医師の診察を受けるよう指導した。

32 ★☆☆ ☑☑☑ メトトレキサート服用中に尿の色がオレンジ色になることがある。

33 ★☆☆ ☑☑☑ メトトレキサートは、痛みがおさまったら服薬をやめてよい。

34 ★★☆ ☑☑☑ 関節リウマチの治療でインフリキシマブを投与するにあたり、メトトレキサートとの併用が必須である。

35 ★☆☆ ☑☑☑ 全身性エリテマトーデス（SLE）では、末梢血好中球数が増加する。

36 ★☆☆ ☑☑☑ 全身性エリテマトーデス（SLE）では、関節の変形を示す。

37 ★★☆ ☑☑☑ 全身性エリテマトーデス（SLE）では、日光過敏症状を示す。

38 ★★☆ ☑☑☑ 全身性エリテマトーデス（SLE）では、抗dsDNA抗体が上昇する。

39 ★★☆ ☑☑☑ 全身性エリテマトーデス（SLE）では、抗内因子抗体が上昇する。

40 ★★☆ ☑☑☑ 全身性エリテマトーデス（SLE）では、自己抗体により形成される免疫複合体が組織に沈着し、臓器に慢性の炎症を引き起こす。

41 ★★★ ☑☑☑ 全身性エリテマトーデス（SLE）では、特徴的な症状として両側頬部にわたる蝶形紅斑が認められる。

42 ★☆☆ ☑☑☑ 全身性エリテマトーデス（SLE）の関節所見としては、関節痛や関節炎が主体で、骨破壊はまれである。

31 ○ メトトレキサートの副作用に、無顆粒球症(前駆症状として発熱、咽頭痛、インフルエンザ様症状などが現れる場合がある)があるため、そのような症状が出た場合にはすぐに受診するよう指導する。

32 × メトトレキサート服用中に尿の色がオレンジ色になることはない。尿の着色が見られる薬剤として、ビタミンB₂製剤(黄色)、サラゾスルファピリジン(オレンジ色)、リファンピシン(橙赤色)などがある。

33 × メトトレキサートでは、体調がよくなったと自己判断して使用を中止したり、量を加減したりすると病気が悪化することがあるため、自己判断で中止しないよう指導する。

34 ○ 関節リウマチの治療でインフリキシマブを投与するにあたり、インフリキシマブ自体に対して免疫反応が生じないように、免疫抑制作用を持つメトトレキサートとの併用が必須である。

35 × SLEでは、汎血球減少が起こるため、末梢血好酸球数は減少する。

36 × SLEでは、非対称性の関節炎を認めるが、変形は認められない。関節の変形を認めるものに、変形性関節症などがある。

37 ○ SLEでは、皮膚粘膜症状として日光(光線)過敏症などを示す。

38 ○ SLEでは、抗核抗体(抗dsDNA、抗Sm、抗ヒストン抗体)が上昇する。

39 × SLEでは、抗核抗体(抗dsDNA、抗Sm、抗ヒストン抗体)が上昇する。抗内因子抗体は、特に悪性貧血において上昇が見られる抗体である。

40 ○ SLEでは、自己抗体により形成される免疫複合体が組織に沈着し、臓器に慢性の炎症を引き起こす。

41 ○ SLEでは、特徴的な症状として顔面の蝶形紅斑が認められる。

42 ○ SLEでは、関節所見としては関節痛や関節炎が主体で、骨破壊はまれである。

43	★★★ ☑☑☑	全身性エリテマトーデス (SLE)は、40 ～ 50歳代の女性に好発する。
44	★★★ ☑☑☑	全身性エリテマトーデス (SLE)では、肝機能の悪化はSLEの予後を左右する最も重要な因子である。
45	★★★ ☑☑☑	全身性エリテマトーデス (SLE)の治療に、エタネルセプトが用いられる。
46	★★★ ☑☑☑	全身性エリテマトーデス (SLE)の治療に、シクロスポリンが用いられる。
47	★★★ ☑☑☑	全身性エリテマトーデス (SLE)の治療に、ビンブラスチンが用いられる。
48	★★★ ☑☑☑	ループス腎炎を合併している全身性エリテマトーデス (SLE)患者の降圧治療に、リシノプリルが用いられる。
49	★★★ ☑☑☑	全身性エリテマトーデス (SLE)の治療に、プレドニゾロンが用いられる。
50	★★★ ☑☑☑	抗リン脂質抗体症候群では、基礎疾患として、全身性エリテマトーデス(SLE)が認められることが多い。
51	★★★ ☑☑☑	抗リン脂質抗体症候群では、自己抗体が陽性である。
52	★★★ ☑☑☑	抗リン脂質抗体症候群では、重篤な動静脈血栓症を引き起こしやすい。
53	★★★ ☑☑☑	抗リン脂質抗体症候群は、流産及び胎児死亡などの危険因子である。

43 × SLEでは、子供を産むことのできる年齢、特に20～40歳の女性に好発する。

44 × SLEの予後不良因子として、ループス腎炎、中枢神経ループス、抗リン脂質抗体症候群、間質性肺炎、肺胞出血、肺高血圧症などが挙げられる。

45 × エタネルセプトは、過剰に産生されたTNF-α及びLTαを、おとりレセプターとして補足することで、リウマチの治療薬として用いられる。SLEには用いられない。

46 ○ SLEでは、軽症例では、NSAIDsや中等量以下のステロイド薬が用いられる。中等症・重症例では、ステロイド薬に加えてシクロスポリンなどの免疫抑制剤の併用が行われる。

47 × ビンブラスチンは、チューブリンと結合し微小管重合を阻害することで、がん細胞の分裂を阻害し、悪性リンパ腫、精巣腫瘍、卵巣腫瘍、性腺外腫瘍などに用いられる。SLEには用いられない。

48 ○ SLEでは、ループス腎炎などを合併することがある。リシノプリルなどのアンジオテンシン変換酵素(ACE)阻害薬では、降圧作用に加え、腎保護作用があるため、腎障害のある高血圧患者への投与が推奨されている。

49 ○ SLEでは、プレドニゾロンなどのステロイド薬における治療が中心となる。中等症～重症例では、ステロイドパルス療法を行う場合もある。

50 ○ 抗リン脂質抗体症候群では、基礎疾患として、約半数にSLEが認められる。

51 ○ 抗リン脂質抗体症候群では、自己抗体である抗リン脂質抗体(抗カルジオリピン抗体、ループスアンチコアグラント)が陽性になる。

52 ○ 抗リン脂質抗体症候群では、重篤な動静脈血栓症(一過性脳虚血発作、脳梗塞、肺血栓塞栓症など)を引き起こしやすい。

53 ○ 抗リン脂質抗体症候群は、流産及び胎児死亡などの危険因子である。

54 ★★★ ☑☑☑ 抗リン脂質抗体症候群において、妊娠時には、ワルファリンの経口投与が用いられる。

55 ★★★ ☑☑☑ シェーグレン症候群では、網膜炎を合併することが多い。

56 ★★★ ☑☑☑ シェーグレン症候群の発症頻度の男女比は1対1である。

57 ★★★ ☑☑☑ シェーグレン症候群の主症状は乾燥症状である。

58 ★★★ ☑☑☑ シェーグレン症候群では、抗SS-A抗体が陽性になる。

59 ★★★ ☑☑☑ 腎移植の成績は、患者の生存率ではなく、移植した腎臓が機能していることを示す生着率で示される。

60 ★★★ ☑☑☑ 腎移植において、提供者（ドナー）が兄弟姉妹の場合、拒絶反応が起こりにくく、術後生着率がよいため、免疫抑制薬を必要としない。

61 ★★★ ☑☑☑ 腎移植で用いられる免疫抑制薬として、アザチオプリン、タクロリムス、ステロイド薬、ミコフェノール酸などが使用される。

62 ★★★ ☑☑☑ 腎移植後の真菌症の併発時に、イトラコナゾールを用いる際には、シクロスポリンの投与量を増量する必要がある。

63 ★★★ ☑☑☑ 造血幹細胞移植における移植片対宿主病（GVHD）は、移植後1週間以内に好発する。

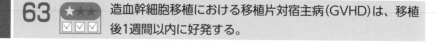

54 ✕ ワルファリンは、胎盤を通過し、点状軟骨異栄養症などの軟骨形成不全、神経系の異常、胎児の出血傾向に伴う死亡の報告がある。また、分娩時に母体の異常出血が現れることがあるため、妊娠時には投与禁忌である。

55 ✕ シェーグレン症候群では、関節リウマチやSLEなどに合併することが多い。網膜炎は合併しない。

56 ✕ シェーグレン症候群は、中高年の女性に好発する。

57 〇 シェーグレン症候群の主症状は、唾液腺・涙腺の慢性的な炎症による口腔内・目の乾燥である。

58 〇 シェーグレン症候群では、抗SS-A抗体が高頻度で陽性になるが、特異性はなく、他の疾患でも陽性になることはある。抗SS-B抗体は、シェーグレン症候群で30 〜 40%で陽性になり、特異性が高い。

59 〇 腎移植の成績は、患者の生存率ではなく、移植した腎臓が機能していることを示す生着率で示される。生着率とは、移植してからある一定期間機能している移植腎の割合を示す。

60 ✕ 腎移植において、提供者(ドナー)が兄弟姉妹の場合、比較的拒絶反応が起こりにくく、術後生着率がよいとされているが、免疫抑制薬の投与は必要である。

61 〇 腎移植で用いられる免疫抑制薬として、アザチオプリン、タクロリムス、ステロイド薬、ミコフェノール酸などが使用される。他にも、IL-2受容体抗体であるバシリキシマブなども用いられる。

62 ✕ シクロスポリンとイトラコナゾールを併用すると、イトラコナゾールのCYP3Aに対する阻害作用により、シクロスポリンの代謝が阻害され、血中濃度が上昇するため、併用時にはシクロスポリンの投与量を減量する必要がある。

63 ✕ GVHDは、移植後数週間 〜 3ヶ月頃までに起こりやすい急性GVHDと、3ヶ月以降に起こりやすい慢性GVHDがある。

第2章 免疫・炎症・アレルギー及び骨・関節の疾患

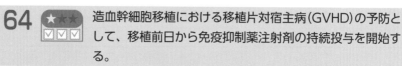

64 ★★★ 造血幹細胞移植における移植片対宿主病（GVHD）の予防として、移植前日から免疫抑制薬注射剤の持続投与を開始する。

65 ★★★ 造血幹細胞移植時における移植片対宿主病（GVHD）とは、レシピエントのリンパ球がドナーの造血幹細胞を攻撃して生着不全を起こす反応である。

66 ★★★ 造血幹細胞移植時における移植片対宿主病（GVHD）の発症を予防するために、移植する造血幹細胞に対して放射線照射を行う。

67 ★★★ グスペリムスは、抗CD25モノクローナル抗体であり、臓器移植時の急性拒絶反応の治療に用いられる。

68 ★★★ タクロリムスは、カルシニューリンを阻害して、T細胞におけるインターロイキン-2（IL-2）の産生を抑制する。

69 ★★★ ミコフェノール酸は、臓器移植時の急性拒絶反応治療の第一選択薬である。

70 ★★★ 抗ヒト胸腺細胞ウサギ免疫グロブリンは、臓器移植時の急性拒絶反応の治療に用いられる。

71 ★★★ シクロスポリンは、哺乳類ラパマイシン標的タンパク質（mTOR）阻害作用に基づく免疫抑制により、腎移植に用いられる。

72 ★★★ 末梢血幹細胞移植は、自家移植よりも致死的合併症は少ない。

73 ★★★ 末梢血幹細胞移植では、移植後に大量化学療法と全身放射線照射を行う。

64 ○ GVHDの予防として、移植前日から免疫抑制薬注射剤の持続投与を開始する。シクロスポリンあるいは、タクロリムスとメトトレキサートの併用が標準的予防とされている。

65 × GVHDとは、造血幹細胞移植において、ドナー のリンパ球がレシピエントの組織を攻撃して起こる疾患である。

66 × 移植する前の造血幹細胞に対して放射線照射をすると、造血幹細胞が破壊されてしまう。GVHDの発症予防にはレシピエントへの免疫抑制薬注射剤の前投与が行われる。

67 × グスペリムスは、キラーT細胞、B細胞の両リンパ球の活性化や増殖を抑制し、細胞性免疫と体液性免疫を抑制することで、腎移植後の拒絶反応の抑制に用いられる。抗CD25モノクローナル抗体として免疫抑制作用を示すのは、バシリキシマブである。

68 ○ タクロリムスは、カルシニューリンを阻害して、T細胞におけるIL-2の産生を抑制し、免疫の抑制作用を示す。

69 × 急性拒絶反応に対する治療の第一選択はステロイドパルス療法である。ミコフェノール酸は、プリン合成経路の阻害により、DNA合成を抑制することで、腎移植後の難治性拒絶反応の治療などに用いられる。

70 ○ 抗ヒト胸腺細胞ウサギ免疫グロブリンは、臓器移植時の急性拒絶反応の治療に用いられる。

71 × シクロスポリンは、IL-2分泌阻害作用に基づく免疫抑制作用により、臓器移植での拒絶反応の抑制に用いられる。mTOR阻害作用を有するのは、エベロリムスなどである。

72 × 自家移植とは、あらかじめ自分自身から採取しておいた造血幹細胞を、大量化学療法による移植前処置後に投与することである。自家移植は、自分自身の細胞を用いるため、拒絶反応やGVHDのリスクが低い。

73 × 造血幹細胞移植の約1週間前より、大量化学療法や全身放射線照射を行う。これを移植前処置という。

第2章　免疫・炎症・アレルギー及び骨・関節の疾患

74 末梢血幹細胞移植では、タクロリムスを移植手術の前から投与する。

75 ★★★ 末梢血幹細胞移植後は免疫抑制剤を速やかに中止する。

2-2 骨・関節疾患

1 ★★★ 骨粗鬆症の治療薬のうち、エストロゲン受容体に直接作用する薬物はどれか。
    a テリパラチド
    b イプリフラボン
    c ラロキシフェン

2 ★★★ 骨吸収抑制を主な作用機序としない骨粗鬆症治療薬はどれか。
    a ビスホスホネート製剤
    b 選択的エストロゲン受容体モジュレーター(SERM)
    c ビタミンK_2製剤

3 ★★★ 骨粗鬆症は、原発性と続発性に分類され、原発性の発症頻度が高い。

4 ★★★ 閉経後は骨吸収の相対的な低下により、骨量の減少をきたす。

5 ★★★ 選択的エストロゲン受容体モジュレーター(SERM)は、静脈血栓塞栓症のリスクを増大させる。

6 ★★★ 副腎皮質ステロイド性薬は、ステロイドホルモン受容体を介して骨粗鬆症の発症を抑制する。

74 ○ GVHDの予防として、移植前日から免疫抑制薬注射剤の持続投与を開始する。シクロスポリンあるいは、タクロリムスとメトトレキサートの併用が標準的予防とされている。

75 × 末梢血幹細胞移植後は、急性拒絶反応の予防にシクロスポリンやタクロリムスなどの免疫抑制剤が用いられる。

解答　骨・関節疾患

1 c ラロキシフェンは、エストロゲン受容体を刺激することで、骨吸収を抑制する。テリパラチドは、パラトルモン(PTH)受容体刺激薬であり、間欠投与(投与、休薬の繰り返し)では骨形成を促進する。イプリフラボンは、エストロゲンのカルシトニン分泌促進作用を増強し、骨吸収を抑制する。

2 c ビタミンK_2製剤は、オステオカルシンの生成を促進し、骨形成を促進する。ビスホスホネート製剤は、ヒドロキシアパタイトに結合し、破骨細胞内部に入り込む。その後、ファルネシルピロリン酸合成酵素を阻害し、骨吸収を抑制する。SERMは、エストロゲン受容体を刺激し、骨吸収を抑制する。

3 ○ 骨粗鬆症は、基礎疾患が存在しないものは原発性、基礎疾患が存在するものは続発性に分類され、全体の90%は原発性である。また、原発性は閉経後骨粗鬆症と老年性骨粗鬆症に分類される。

4 × 閉経後はエストロゲン分泌低下による骨吸収の相対的な亢進により、骨量の減少をきたす。

5 ○ 選択的エストロゲン受容体モジュレーター(ラロキシフェンなど)の重大な副作用に、静脈血栓塞栓症(肺塞栓症など)や肝障害がある。

6 × ステロイド薬は、骨代謝系へ直接作用することで、骨形成の著しい抑制や骨吸収促進が起こる。また、性腺刺激ホルモン放出ホルモンの分泌を抑制し、エストロゲンやテストステロンの分泌を抑制することで骨粗鬆症を誘発する。

7 ★★☆ ☑☑☑ ビスホスホネート製剤は、骨形成を促進する。

8 ★★★ ☑☑☑ ビスホスホネート製剤を服用する患者には、食直後に服用するよう指導する。

9 ★★☆ ☑☑☑ 閉経後の骨粗鬆症患者にエストロゲンの補充療法を行うと、骨量減少が抑制される。

10 ★★☆ ☑☑☑ ビタミンDが欠乏すると、腸管からのカルシウム吸収量が減少し、副甲状腺ホルモン分泌が抑制される。

11 ★★☆ ☑☑☑ 骨粗鬆症では、脊椎椎体骨折及び大腿骨近位部骨折を引き起こしやすい。

12 ★★☆ ☑☑☑ 高齢の骨粗鬆症患者には、腎での活性化を必要としない活性型ビタミンD製剤の投与が好ましい。

13 ★★☆ ☑☑☑ 骨粗鬆症は、石灰化が不十分な骨組織である類骨が増加する疾患である。

14 ★☆☆ ☑☑☑ P1NP(I型プロコラーゲン-N-プロペプチド)は、骨粗鬆症において有用な血清骨吸収マーカーである。

15 ★☆☆ ☑☑☑ 運動療法により骨吸収が抑制され、骨量増加が期待される。

16 ★☆☆ ☑☑☑ 骨粗鬆症患者における食事療法として、カルシウム、ビタミンD、ビタミンKの摂取が推奨される。

7	×	ビスホスホネート製剤は、ヒドロキシアパタイトに結合し、破骨細胞内部に入り込んだ後、ファルネシルピロリン酸合成酵素を阻害し、骨吸収を抑制する。
8	×	ビスホスホネート製剤は、食事によりキレートを形成し、吸収率が低下するため、起床時に服用する。服用後少なくとも30分間(イバンドロン酸は60分)は横にならず、飲食(水を除く)及び他の薬剤の経口摂取を避ける。
9	○	エストロゲンには、骨吸収抑制作用があるため、骨量減少が抑制される。
10	×	活性型ビタミンDが欠乏すると、腸管からのカルシウム吸収量が減少し、代償的に血中カルシウム濃度を上昇させる副甲状腺ホルモン(PTH)の分泌が増加する。
11	○	骨粗鬆症では、脊椎椎体骨折及び大腿骨近位部骨折を引き起こしやすい。特に大腿骨近位部骨折は、寝たきりの原因になりやすい。
12	○	ビタミンDは、腎臓や肝臓で活性型ビタミンDに代謝される。そのため、腎機能や肝機能が低下しやすい高齢の骨粗鬆症患者においては、活性型ビタミンD製剤の投与が望ましい。
13	×	骨粗鬆症は、骨の代謝バランスが崩れ、骨形成よりも骨吸収が上回る状態が続き、骨量が減少する疾患である。類骨が増加する疾患は、骨軟化症やくる病である。
14	×	骨粗鬆症の治療において、骨代謝マーカーが有用となる。骨代謝マーカーには、骨吸収マーカーと骨形成マーカーがある。骨吸収マーカーには、ピリジノリンやNTXなどがあり、骨形成マーカーにはP1NPやBAPがある。
15	○	適度な運動により、骨に負荷がかかることで骨代謝回転が亢進し、骨吸収の抑制及び骨形成の促進が期待できる。
16	○	骨粗鬆症患者における食事療法として、カルシウム、ビタミンD、ビタミンKの摂取が推奨される。ビタミンDにはカルシウムの消化管吸収を促進する効果、ビタミンKには骨形成を促進する効果がある。

第2章　免疫・炎症・アレルギー及び骨・関節の疾患

17 ★★★ ☑☑☑ デノスマブを用いた治療の際は、高カルシウム血症に注意が必要である。

18 ★★★ ☑☑☑ 高齢の骨粗鬆症患者においては、腸管からのカルシウム吸収量が減少している。

19 ★★★ ☑☑☑ リセドロン酸の服用により、骨形成の低下が改善される。

20 ★★★ ☑☑☑ 血清カルシウム濃度の制御には副甲状腺ホルモン、カルシトニン、活性型ビタミンDが関与する。

21 ★★★ ☑☑☑ 骨粗鬆症患者において、血清カルシウム濃度は上昇している。

22 ★★★ ☑☑☑ ジゴキシンの副作用に続発性の骨粗鬆症がある。

23 ★★★ ☑☑☑ 骨吸収マーカーにより骨折のリスクが予測できる。

24 ★★★ ☑☑☑ 高齢の骨粗鬆症患者が骨折により、長期入院する際は、認知症の発症に注意が必要である。

25 ★★★ ☑☑☑ エルデカルシトールはアレンドロン酸の副作用防止のために処方される。

17 ✕ デノスマブは、骨粗鬆症、多発性骨髄腫・固形がん転移による骨病変に用いられる抗RANKLモノクローナル抗体である。重大な副作用に低カルシウム血症があり、特に腎機能障害のある患者では出現しやすい。血清補正カルシウム値が高値でない限り、カルシウム及びビタミンDの経口補充のもとに投与することとされている。

18 ◯ 高齢者では、腎機能や肝機能が低下することで、活性型ビタミンDが減少しやすく、それにより腸管からのカルシウムの吸収量が減少する。

19 ✕ リセドロン酸は、ビスホスホネート製剤であり、骨吸収の抑制作用により、骨吸収の促進が改善される。

20 ◯ 血清カルシウム濃度の制御には副甲状腺ホルモン、カルシトニン、活性型ビタミンDが関与する。副甲状腺ホルモンには、骨吸収の促進、腸管からのカルシウムの吸収促進、尿細管でのカルシウムの排泄抑制・再吸収促進作用がある。カルシトニンには、骨吸収の抑制、腸管からのカルシウムの吸収低下、腎臓におけるカルシウムの排泄促進・再吸収抑制作用がある。活性型ビタミンDには、腸管からのカルシウム吸収促進作用がある。

21 ✕ 骨粗鬆症患者では、血中のカルシウム濃度を一定に保つために、骨から血中へカルシウムが移行するため、血清カルシウム濃度は正常値であることが多い。

22 ✕ ジゴキシンは、ナトリウムポンプ阻害により、心収縮力の増強や刺激伝導速度の低下作用を示し、うっ血性心不全や、発作性上室性頻拍に用いられる。低カリウム血症、高カルシウム血症などの際にジギタリス中毒を発現しやすい。骨粗鬆症の副作用はない。

23 ✕ 骨吸収マーカーなどの骨代謝マーカーは、骨粗鬆症の治療方針の決定や治療効果の判定に用いられる。

24 ◯ 骨粗鬆症では、骨折により自力で動けなくなったことで脳の刺激が減り、運動不足といった悪い循環に陥って認知症になることがある。

25 ✕ エルデカルシトールは、腸管からのカルシウムの吸収を促進させ、骨密度及び骨強度を改善する。

26	★★★ ☑☑☑	アレンドロン酸は骨吸収を抑制して骨密度を高め、骨折リスクを低下させる。
27	★★★ ☑☑☑	アレンドロン酸を服用後、30分間は飲食を控えることを伝える。
28	★★★ ☑☑☑	骨折による入院患者では、さらなる骨折はQOLを低下させるため、退院後は軽度な運動も控えることを伝える。
29	★★★ ☑☑☑	カルシウム製剤を服用中は、乳製品を控える。
30	★★★ ☑☑☑	アルコール飲料の過度の摂取は骨粗鬆症のリスク因子であることを伝える。
31	★★★ ☑☑☑	アレンドロン酸は水なしで服用することを伝える。
32	★★★ ☑☑☑	変形性関節症は、二次性が多い。
33	★★★ ☑☑☑	変形性関節症は、男性に好発する。
34	★★★ ☑☑☑	変形性関節症は、関節軟骨の変性による軟骨の摩耗により起こる。
35	★★★ ☑☑☑	変形性関節症では、運動開始時に疼痛がある。
36	★★★ ☑☑☑	変形性関節症では、X線で骨棘が見られる。
37	★★★ ☑☑☑	小児期に石灰化障害が発生したものを骨軟化症という。
38	★★★ ☑☑☑	骨軟化症やくる病では、石灰化障害により類骨が増加する。

26	○	アレンドロン酸は骨吸収を抑制して骨密度を高め、骨折リスクを低下させる。
27	○	アレンドロン酸は、服用後少なくとも30分は横にならず、飲食(水を除く)ならびに他の薬剤の経口摂取も避ける。
28	×	骨密度の維持や上昇において、日光浴や、ウォーキングや筋力トレーニングなど骨に刺激が加わる運動が推奨されている。
29	×	カルシウム製剤を服用しているからといって、乳製品を控える必要はない。乳製品にはカルシウムが多く含まれており、骨量の維持に重要な役割を果たす。
30	○	アルコールは、尿中へのカルシウムの排出促進や、腸管からのカルシウムの吸収低下を引き起こすため、骨粗鬆症のリスク因子である。
31	×	アレンドロン酸は、起床してすぐにコップ1杯の水(約180mL)とともに服用する。水以外の飲み物(Ca、Mgなどの含量の特に高いミネラルウォーターを含む)、食物及び他の薬剤と一緒に服用すると、吸収を抑制するおそれがある。
32	×	変形性関節症は原因疾患が不明で、老化現象などによって引き起こされる一次性が多い。
33	×	変形性関節症は、中年以降の女性に好発する。
34	○	変形性関節症は、関節軟骨の変性による軟骨の摩耗により起こる。
35	○	変形性関節症では、運動開始時に疼痛がある。
36	○	変形性関節症では、X線で骨棘が見られる。骨棘とは、骨が変性してできる骨のトゲのことである。
37	×	成人期に石灰化障害が発生したものが骨軟化症、小児期に石灰化障害が発生したものはくる病と分類される。
38	○	骨軟化症やくる病では、石灰化障害により類骨が増加する。類骨とは、骨芽細胞により形成される石灰化していない骨基質のことである。

Column **舌下免疫療法**

2023年現在、花粉症の患者数は3000万人ともいわれています。薬学生の皆さんの中にも、花粉症に悩まされている人は多いのではないでしょうか？　なお、花粉症の患者数は年々増加傾向です。

現在、花粉症を唯一治すことができるとされているのが免疫療法です（残念ながらすべての患者さんに効果があるわけではありません）。

免疫療法には、皮下免疫療法（週に1〜2回の通院が必要）と舌下免疫療法があり、近年では頻繁に通院せずとも治療が受けられる舌下免疫療法を選ぶ方が多いようです。

免疫療法は、アレルゲンの投与を少量からスタートし、繰り返し投与する中で徐々に投与量を増やし、身体に順応させることで、アレルギー反応を弱めていく（減感作）治療法です。ただし、現在（2023年執筆時）、舌下免疫療法を開始するためには病因となるアレルゲンの確定診断が必要であること、治療期間が3〜5年と長いこと、治療期間中は継続して1日1回服用する必要があること、アレルゲンの花粉が多い時期には治療を開始できないことなどから、治療は容易ではありません。

とはいえ、花粉症そのものが治癒に向かう可能性がある舌下免疫療法は、日頃花粉症に悩まされている人にとっては取り組む価値がありそうです。

循環器系・血液系・造血器系・泌尿器系・生殖器系の疾患

3-1 循環器系の疾患

3択

1 ★★☆ 弁膜症を合併しない心房細動の症例において、抗凝固療法の必要性を判断する上で、重要性が低い合併症はどれか。
- a 高血圧
- b 心不全
- c 貧血

2 ★★★ 高度な徐脈を認める高血圧患者(ただし、他に合併症、臓器障害を有さない)に対して、使用すべきでない降圧薬はどれか。
- a リシノプリル
- b アテノロール
- c オルメサルタン

3 ★★☆ QT間隔の延長を誘発する可能性が最も高い抗不整脈薬はどれか。
- a ジゴキシン
- b ベラパミル
- c アミオダロン

4 ★★★ 手術前のワルファリンの休薬期間とその代替薬について、以下の組み合わせのうち、最も適切なのはどれか。

	術前休薬期間	代替薬
a	24時間	シロスタゾール
b	4日	ヘパリン
c	14日	ヘパリン

5 ★★☆ うっ血性心不全に伴う心房細動患者の心拍数の調整を目的として用いられる薬剤として最も適切なのはどれか。
- a トルバプタン
- b アミオダロン
- c シベンゾリン

解答　循環器系の疾患

1　c　心房細動では、脈拍が不規則になることにより、左心房内で血栓が生じやすく、脳塞栓症や四肢塞栓症の合併症をきたすおそれがある。高血圧、心不全、糖尿病、脳梗塞などの既往がある場合は、血栓や塞栓のリスクが高まるため、抗凝固療法の必要性が高まる。貧血の重要性は低い。

2　b　アテノロールなどのβ受容体遮断薬は、心機能抑制やレニン分泌抑制作用を示し、副作用に徐脈があるため、高度な徐脈を認める患者には適さない。リシノプリル（ACE阻害薬）、オルメサルタン（アンジオテンシンⅡ受容体遮断薬）は、高度な徐脈を認める患者に使用可能である。

3　c　アミオダロンは、K^+チャネル遮断作用により、活動電位持続時間、不応期、QT間隔を延長させる。ジゴキシンは、ナトリウムポンプ阻害により、心収縮力の増強や刺激伝導速度の低下作用を示す。ベラパミルは、Ca^{2+}チャネル遮断作用により、刺激伝導系における興奮性を抑制し、頻脈を改善する。

4　b　ワルファリン（抗凝固薬）による出血のリスク回避のための、手術前の休薬期間は、3～5日である。代替薬として、半減期の短いヘパリン（抗凝固薬）が用いられる。また、シロスタゾール（抗血小板薬）の手術前の休薬期間は、3日である。

5　b　アミオダロンは、他剤が使用できない場合の心室細動、心室頻拍、心不全または肥大型心筋症に伴う心房細動に用いられる。トルバプタンは、V_2受容体遮断作用により、心性浮腫や肝性浮腫に用いられる。シベンゾリンは、心機能抑制作用及び催不整脈作用により、心不全を悪化させるおそれがあるため、うっ血性心不全のある患者には禁忌である。

6 ★★★ ☑☑☑
脳塞栓症を生じやすい不整脈はどれか。
a 心房細動
b WPW症候群
c 完全房室ブロック

7 ★★★ ☑☑☑
右心不全を伴わない左心不全の主な症状に<u>該当しない</u>のはどれか。
a 急性肺水腫
b 下肢浮腫
c 血圧下降

8 ★★★ ☑☑☑
心房細動を伴う慢性心不全の急性増悪期の患者に対して用いる薬剤として<u>誤っている</u>のはどれか。
a リシノプリル
b カルペリチド
c メキシレチン

9 ★★★ ☑☑☑
拡張型心筋症を合併している慢性心不全患者において、第一選択薬として、薬剤師が推奨すべき薬物はどれか。
a ドブタミン
b ピモベンダン
c ビソプロロール

10 ★★★ ☑☑☑
副作用歴にリシノプリルによる空咳があり、テルミサルタンを服用中のNYHA分類Ⅰ度の慢性心不全患者において、心臓超音波検査で左室機能の低下が確認された。この患者に追加する心不全治療薬として推奨される薬剤はどれか。
a ジゴキシン
b カプトプリル
c カルベジロール

6 **a** 脳塞栓症を招く心臓内血栓は、心房細動によって形成されることが多い。WPW症候群は、Kent束の存在による心室の早期興奮により起こり、発作性上室頻拍の原因となる。完全房室ブロックは、心房から心室への興奮伝導が遅延・途絶することで、動悸や失神などを引き起こす。

7 **b** 左心不全では、肺うっ血(呼吸困難、肺水腫など)、心拍出量低下(チアノーゼ、血圧下降、尿量減少など)が見られる。右心不全では、大静脈うっ血(下肢浮腫、胸水・腹水、肝肥大、頸静脈怒張)が見られる。

8 **c** メキシレチンはⅠb群に分類され、心室性不整脈に適応を持つため、適切ではない。リシノプリルなどのACE阻害薬は、前負荷・後負荷を軽減するため、慢性心不全に用いられる。カルペリチドは、グアニル酸シクラーゼを活性することで血管拡張、利尿作用を示し、慢性心不全の急性増悪期を含む急性心不全に用いられる。

9 **c** ビソプロロールは、β受容体遮断作用により、慢性心不全に用いられる。虚血性心疾患または拡張型心筋症に基づく慢性心不全では、初期投与量は1日1回0.625mgである。ドブタミンは、β$_1$受容体刺激作用により、急性心不全などに用いられる。ピモベンダンは、ホスホジエステラーゼⅢ阻害作用を持ち、利尿薬を投与しても改善しない急性心不全や、ジギタリス製剤、利尿薬などを投与しても改善しない場合の慢性心不全(軽症～中等症)に用いられる。

10 **c** 慢性心不全の治療は重症度により異なる。NYHA分類Ⅰ度では、ACE阻害薬(カプトプリルなど)、アンジオテンシンⅡ受容体遮断薬(テルミサルタンなど)、β遮断薬(カルベジロールなど)などが用いられる。ジゴキシンはⅡ～Ⅳ度に用いられる。本問ではリシノプリルによる空咳の副作用があり、テルミサルタンを服用中のため、カルベジロールが推奨される。

11 慢性心不全の重症度の指標として適切な検査項目はどれか。

    a 血清カリウム値

    b 血漿脳性ナトリウム利尿ペプチド(BNP)値

    c 血清クレアチンキナーゼ(CK)値

12 低血圧を示す疾患はどれか。

    a 原発性アルドステロン症

    b クッシング病

    c アジソン病

13 手術前に出血予防のための休薬期間を要し、さらにCYP2C19遺伝子多型により体内動態が影響を受ける薬物はどれか。

    a アスピリン

    b テルミサルタン

    c クロピドグレル

14 経皮的冠動脈インターベンション(PCI)によるステント留置患者において、クロピドグレル治療抵抗性の場合の代替薬として最も適切な薬剤はどれか。

    a トラネキサム酸

    b プラスグレル

    c ワルファリン

15 閉塞性動脈硬化症(ASO)に関する記述のうち、正しいのはどれか。

    a 若い女性に好発する。

    b 間欠性跛行が特徴的症状である。

    c 患肢に熱感がある。

11 **b** BNPとは、主に心室から分泌される、心臓を保護するホルモンである。心機能が低下して心臓への負担が大きいほど多く分泌され数値が高くなる。カリウム値は、腎機能低下時などに上昇しやすく、クッシング症候群などで低下する。CK値は、急性心筋梗塞などで上昇しやすい。

12 **c** アジソン病では、副腎皮質機能の低下が起こり、コルチゾール・アルドステロン・アンドロゲンの分泌量が低下する。アルドステロン分泌量の低下により低血圧などを引き起こす。原発性アルドステロン症は、副腎皮質球状層からのアルドステロンの分泌過剰により、高血圧などを引き起こす。クッシング病は、コルチゾールとアンドロゲンの分泌過剰により、高血圧などを引き起こす。

13 **c** クロピドグレルの血小板凝集抑制作用は、CYP2C19遺伝子多型により変動し、手術の14日以上前からの休薬を要する。アスピリンは手術の7日以上前からの休薬を要するが、CYP2C19遺伝子多型による影響は受けない。テルミサルタンは手術前の休薬は不要である。

14 **b** ステント留置においては、抗血小板薬が最も適切である。クロピドグレルの治療抵抗性は、CYP2C19の遺伝子多型によるものだと考えられる。プラスグレルは、CYP2C19の遺伝子多型の有無に関係なく抗血小板作用を示し、PCIが適応される虚血性心疾患に用いられる。トラネキサム酸は抗プラスミン作用を示す止血剤である。ワルファリンはビタミンK拮抗作用を示す抗凝固薬である。

15 **b** ASOは、50歳以上の男性に好発し、下肢の慢性虚血による間欠性跛行(少し歩くと痛みが生じ、少し休むとその痛みが治まるもの)が特徴的である。他にも虚血による冷感、しびれなどが見られる。

第3章 循環器系・血液系・造血器系・泌尿器系・生殖器系の疾患

16 ★★★ ☑☑☑　閉塞性動脈硬化症に用いられる薬剤として<u>誤っている</u>のはどれか。
　　　a　シロスタゾール
　　　b　リバーロキサバン
　　　c　サルポグレラート

17 ★★★ ☑☑☑　心房細動は、加齢と共に発症頻度が増える。

18 ★★★ ☑☑☑　心房細動は、基礎疾患がなくても発症する。

19 ★★★ ☑☑☑　心房細動では、心電図上のR-R間隔は不規則である。

20 ★★★ ☑☑☑　心房細動では、心電図上にP波が認められる。

21 ★★★ ☑☑☑　心房細動における心拍数の調整には、ジゴキシンが用いられる。

22 ★★★ ☑☑☑　ジソピラミドは、不応期を短縮させ房室ブロックに用いる。

23 ★★★ ☑☑☑　ワルファリンは、血栓形成を抑制し、脳梗塞の発症を予防する。

24 ★★★ ☑☑☑　ニフェジピン徐放錠は、労作性狭心症発作時の治療に用いる。

25 ★★★ ☑☑☑　アミオダロンは、他剤が使用できない場合の頻脈性不整脈に対して用いられる。

26 ★★★ ☑☑☑　アミオダロンは、心筋細胞からのK^+流出の直接的抑制により、活動電位持続時間の延長を示す。

16 **b** リバーロキサバンは、フィブリン形成を阻害する抗凝固薬であるため適さない。閉塞性動脈硬化症は、生活習慣病による四肢の末梢動脈の硬化が原因である。動脈硬化では血小板凝集が進むことから、治療にはシロスタゾールやサルポグレラートなどの抗血小板薬が用いられる。

17 **○** 心房細動は、加齢と共に発症頻度が増える。

18 **○** 心房細動は、虚血性心疾患（狭心症や心筋梗塞）、高血圧、心臓弁膜症、心筋症などの基礎疾患が原因になる場合と、基礎疾患がなく、加齢、ストレス、飲酒、喫煙、過労、睡眠不足などが原因となる場合がある。

19 **○** 心房細動では、心電図上のR-R間隔は不規則である。

20 **×** 心房細動では、心電図上にP波が認められない。

21 **○** 心房細動における心拍数の調整には、ジゴキシンなどが用いられる。ジゴキシンは、心拍数の減少や刺激伝導速度の低下作用を示す。

22 **×** ジソピラミドは、Vaughan Williams分類Ⅰa群に分類され、Na^+チャネル及びK^+チャネル遮断作用により、抗不整脈作用を示す。K^+チャネルを遮断するため、活動電位持続時間、不応期、QT間隔は延長する。

23 **○** ワルファリンは、肝臓でビタミンKと拮抗し、プロトロンビンの合成を阻害することで血栓形成を抑制し、脳梗塞の治療及び予防に用いられる。

24 **×** ニフェジピン徐放錠は、Ca^{2+}チャネルを遮断し、高血圧症の治療や狭心症の発作予防に用いる。

25 **○** アミオダロンは、他剤が使用できない場合の頻脈性不整脈に対して用いられる。

26 **○** アミオダロンは、心筋細胞からのK^+流出の直接的抑制により、活動電位持続時間の延長を示す。

27 ★★★ ☑☑☑ 徐脈を伴う重症心不全の患者に対して、心機能改善を期待してプロプラノロールを使用する。

28 ★★★ ☑☑☑ 心房細動を伴うWPW (Wolff-Parkinson-White) 症候群のある患者に対して、抗不整脈作用を期待してベラパミルを使用する。

29 ★★★ ☑☑☑ QT間隔が延長している患者に対して、心室頻拍への移行防止を期待してソタロールを使用する。

30 ★★★ ☑☑☑ 肥大型閉塞性心筋症の患者に対して、心収縮力の増強を期待してジゴキシンを使用する。

31 ★★★ ☑☑☑ アンジオテンシン変換酵素阻害薬による治療を受けている慢性心不全の患者に対して、予後改善効果を期待してカルベジロールを使用する。

32 ★★★ ☑☑☑ 浮腫は気管支喘息に特有の症状である。

33 ★★★ ☑☑☑ 慢性心不全では、脳性ナトリウム利尿ペプチド (BNP) が増加していることが多い。

34 ★★★ ☑☑☑ 慢性心不全の重症度分類にはNYHA分類やAHA/ACC分類が有用である。

35 ★★★ ☑☑☑ 心肥大を有する慢性心不全では、心電図においてST上昇が認められる。

36 ★★★ ☑☑☑ 心肥大を有する慢性心不全における心胸郭比は50％以下であることが多い。

27 ✕ プロプラノロールは、非選択的β受容体遮断作用を示し、狭心症、高血圧、頻脈などに用いられる。心機能を抑制し、症状の悪化を招く可能性があるため、心不全患者への投与は禁忌である。

28 ✕ ベラパミルは、Ca^{2+}チャネル遮断による房室伝導抑制作用により、心房興奮が副伝導路を通りやすくなり心室細動を生じることがあるため、WPW症候群患者に対しては慎重投与である。WPW症候群を合併しない心房細動の患者であれば、ベラパミルは問題なく用いられる。

29 ✕ ソタロールは、K^+チャネル遮断及びβ受容体遮断作用を有する。K^+チャネル遮断作用によるQT延長作用を有するため、QT間隔が延長している患者に対しては投与禁忌である。

30 ✕ ジゴキシンは、肥大型閉塞性心筋症(特発性肥大性大動脈弁下狭窄症など)のある患者には、心収縮力を増強し、左室流出路の閉塞を悪化させることがあるため、投与禁忌である。

31 ◯ カルベジロールは、アンジオテンシン変換酵素阻害薬による治療を受けている慢性心不全の患者に対して、予後改善効果を期待して投与される。

32 ✕ 浮腫は、体内の細胞間質液が増加することにより起こる。気管支喘息に特有の症状ではない。

33 ◯ BNPとは、主に心室から分泌される心臓を保護するホルモンである。心機能が低下して心臓への負担が大きいほど多く分泌され数値が高くなる。

34 ◯ 慢性心不全の重症度分類にはNYHA分類やAHA/ACC分類が有用である。

35 ✕ ST上昇が見られる疾患は、心筋梗塞や冠攣縮性狭心症などがあり、ST下降が見られる疾患は、心肥大や労作性狭心症などがある。

36 ✕ 心肥大を有している場合は、心胸郭比が50%超であることが多い。心胸郭比とは、胸郭横径のうち心臓横径が占める比率のことである。心臓の拡大・肥大の指標となる。基準値は、男性では50%以下、女性では55%以下とされている。

37 ★★★ ☑☑☑ カルベジロール導入直後から心収縮力が改善する。

38 ★★★ ☑☑☑ カルベジロールは治療薬物モニタリング (TDM)の対象薬物である。

39 ★★★ ☑☑☑ 心不全におけるカルベジロール導入時には、高用量の負荷投与を行い、続けて維持量を投与する。

40 ★★★ ☑☑☑ カルベジロール導入時に心不全が悪化することがある。

41 ★★★ ☑☑☑ カルベジロールは、レニンの分泌を促進する。

42 ★★★ ☑☑☑ エナラプリル2.5mg 1日1回 1回1錠の投与量は、心不全に用いる初回投与量としては過量である。

43 ★★★ ☑☑☑ ビソプロロール5mg 1日2回 1回1錠の投与は、心不全に用いる初回投与量としては過量である。

44 ★★★ ☑☑☑ フロセミド20mg 1日1回 1回1錠投与は、心不全に用いる初回投与量としては過量である。

45 ★★★ ☑☑☑ エナラプリルとビソプロロールは、心不全の患者では併用禁忌である。

46 ★★★ ☑☑☑ フロセミドは、心不全の患者には就寝前の投与が推奨されている。

47 ★★★ ☑☑☑ アルコール性心筋症は、適切な治療を施しても生存率が低く予後不良である。

37 × カルベジロールは、α_1、β受容体遮断作用により、心機能抑制作用を有するため、投与初期には心収縮力の低下が見られる。心収縮力の改善には時間を要する。

38 × カルベジロールは、TDMの対象ではない。心不全治療薬のうち、TDMの対象となるのはジゴキシンである。

39 × カルベジロールは、慢性心不全患者に投与する場合には、1回1.25mg、1日2回食後から開始する。心不全患者に投与する場合、心不全が悪化することもあるため、観察を十分に行いながら投与や増量を行う。

40 ○ カルベジロールの慢性心不全患者への投与初期及び増量時は、心不全の悪化、浮腫、体重増加、めまい、低血圧、徐脈、血糖値の変動、及び腎機能の悪化が起こりやすいため、十分に観察しながら投与する。

41 × カルベジロールは、β受容体遮断作用を有するため、レニン分泌抑制作用を示す。

42 × エナラプリルは、慢性心不全の成人に対し5～10mgを1日1回経口投与する。ただし、腎性・腎血管性高血圧症または悪性高血圧の患者では2.5mgから投与することが望ましい。

43 ○ ビソプロロールは、慢性心不全の成人には、1日1回0.625mg経口投与から開始する。

44 × フロセミドは、成人には1日1回40～80mgを連日または隔日経口投与する。

45 × エナラプリルとビソプロロールは併用禁忌ではない。エナラプリルの併用禁忌にはサクビトリルバルサルタンなどがあり、ビソプロロールには併用禁忌はない。

46 × フロセミドは、成人には1日1回40～80mgを連日または隔日経口投与する。睡眠の妨げになることから、通常、利尿薬は夜間に投与しない。

47 × アルコール性心筋症は、断酒により改善し、比較的予後良好である。

48 ☑☑☑ 少し散歩するだけでも息切れする状態の心不全患者は、NYHA機能分類Ⅲ度(中等度～重症)に分類される。

49 ☑☑☑ アルコール性心筋症は、肥大型心筋症の病態を呈する。

50 ☑☑☑ カリウムの正常値は、3.5 ～ 5.0mEq/Lである。

51 ☑☑☑ アルコール性心筋症の治療の基本に断酒がある。

52 ☑☑☑ クレアチンキナーゼ(CK)の総活性は、筋肉注射の影響を受ける。

53 ☑☑☑ 心筋梗塞の患者ではトロポニンT値の上昇が見られる。

54 ☑☑☑ 心筋梗塞の患者では、心エコー図で、心臓の動きに異常は認めない。

55 ☑☑☑ 心筋梗塞の治療には、冠動脈内血栓溶解療法(PTCR)の適応がある。

56 ☑☑☑ 心筋梗塞を伴う心室性期外収縮を発症している患者に対して、リドカインの静脈内投与を開始した。

57 ☑☑☑ 労作性狭心症の既往がある患者のLDL-コレステロールが122mg/dLまで低下したため、アトルバスタチンの投与を中止する。

58 ☑☑☑ 空腹時血糖90mg/dL、HbA1c値6.0%の患者に対しては、経口糖尿病治療薬の追加が必要である。

48 ⭕ NYHA機能分類では、「Ⅰ度：心疾患はあるが、通常の身体活動では症状がない状態。Ⅱ度：通常の身体活動(坂道や階段をのぼるなど)で症状がある状態。Ⅲ度：通常以下の身体活動(平地を歩くなど)でも症状がある状態。Ⅳ度：安静にしていても、症状がある状態」とされている。

49 ❌ アルコール性心筋症は、アルコール過剰摂取により、拡張型心筋症の所見がある。

50 ⭕ カリウムの正常値は、3.5 ～ 5.0mEq/Lである。カリウム値7.0mEq/L以上では、心停止のリスクが大きくなる。

51 ⭕ アルコール性心筋症の治療の基本に断酒がある。

52 ⭕ CKは、筋肉内に存在する酵素。筋肉の損傷により血中に遊離し、数値が上昇する。そのため、筋肉注射では値の上昇が見られる。

53 ⭕ トロポニンTとは、心筋の筋原線維を構成するタンパク質のうちの1つであり、心筋が損傷すると血中に遊離するため、心筋梗塞の患者ではトロポニンT値の上昇が見られる。

54 ❌ 心筋梗塞を起こした部分の筋肉では、心エコー図において、動きに異常が見られたり、菲薄化が見られる。心エコー図において異常が認められないのは狭心症である。

55 ⭕ 心筋梗塞において、発症から6時間以内にPTCRが行われる。PTCRは、冠動脈にカテーテルを用いて直接血栓溶解剤(ウロキナーゼやアルテプラーゼ)を流し込み、血流を改善させる治療である。

56 ⭕ 心筋梗塞を伴う心室性期外収縮では、突然死のリスクが高いため、抗不整脈薬であるリドカインなどの静脈内投与が行われる。

57 ❌ 冠動脈疾患やアテローム血栓性脳梗塞の既往がある患者のLDL-コレステロールの目標値は100mg/dL未満である。通常の基準値は65 ～ 140mg/dLである。

58 ❌ 空腹時血糖の基準値は、60 ～ 110mg/dL、HbA1cの基準値は、4.6 ～ 6.2%であるため、薬剤の追加は必要ない。

59 ★★★ ☑☑☑
クロピドグレルの血小板凝集抑制作用は、CYP2C19遺伝子多型により変動する。

60 ★★★ ☑☑☑
アスピリン服用時には、消化性潰瘍の副作用に注意が必要である。

61 ★★★ ☑☑☑
労作性狭心症患者において、カテーテル治療を受けステントを挿入されたが、2週間以上経っているため、抗血小板薬の併用の必要はない。

62 ★★★ ☑☑☑
労作性狭心症の発作の原因は、冠動脈の攣縮である。

63 ★★★ ☑☑☑
不安定狭心症は、心筋梗塞に移行しやすい。

64 ★★★ ☑☑☑
心筋梗塞発作後、数時間でST波の低下が認められる。

65 ★★★ ☑☑☑
硝酸薬は耐性を生じることがあるため、テープ剤や軟膏剤の場合には休薬期間を設けることが推奨される。

66 ★★★ ☑☑☑
β受容体遮断薬は冠動脈が攣縮している狭心症の第一選択薬として用いる。

67 ★★★ ☑☑☑
アスピリンとクロピドグレルを併用することで、クロピドグレルの治療抵抗性が引き起こされる。

68 ★★★ ☑☑☑
ロサルタンにより、クロピドグレルの代謝拮抗が起こる。

69 ★★★ ☑☑☑
尿のpHが変動すると、クロピドグレルの尿細管再吸収の低下が起きる。

70 ★★★ ☑☑☑
プラスグレルは、経皮的冠動脈インターベンション (PCI) が適用される虚血性心疾患に用いられる。

59 ○ クロピドグレルはプロドラッグであり、血小板凝集抑制作用は、CYP2C19遺伝子多型により変動する。また、CYP1A2、CYP2B6、CYP3Aなども活性代謝物の生成に寄与する。

60 ○ アスピリンなどのNSAIDsは、シクロオキシゲナーゼ（COX）の阻害によるPG産生低下、胃酸分泌の増加、消化管粘膜の血流悪化などによる消化性潰瘍の副作用に注意する。

61 ✕ カテーテル治療後の初期のステント血栓症予防には、アスピリン＋クロピドグレルなどが用いられ、3～12ヶ月間の継続が推奨されている。

62 ✕ 労作性狭心症の発作の原因は、動脈硬化などによる器質的冠動脈狭窄による、労作時の心筋酸素需要の増加である。冠動脈の痙攣が原因となるのは、安静（冠攣縮性）狭心症である。

63 ○ 不安定狭心症とは、冠動脈の器質的な狭窄が高度になり、発作回数が増加した状態である。心筋梗塞に移行しやすい。

64 ✕ 心筋梗塞発作後、数時間でST波の上昇が認められる。

65 ○ 硝酸薬は耐性を生じることがあるため、テープ剤や軟膏剤の場合には休薬期間を設けることが推奨される。

66 ✕ 冠動脈が攣縮している狭心症の第一選択薬には、Ca^{2+}チャネル遮断薬が用いられる。β受容体遮断薬は、攣縮を誘発する可能性があるため適さない。β受容体遮断薬は、労作性狭心症の第一選択薬である。

67 ✕ アスピリンとクロピドグレルは、ステント留置後の血栓予防に対して併用される。クロピドグレルは、代謝酵素の遺伝子多型により治療抵抗性が起こることがある。

68 ✕ ロサルタンとクロピドグレルの相互作用の報告はない。

69 ✕ クロピドグレルは、尿細管での再吸収はほとんど行われない。

70 ○ プラスグレルは、PCIが適用される虚血性心疾患に用いられる。

71	★★★ ☑☑☑	クロピドグレルの代謝酵素の遺伝子多型により、クロピドグレルの治療抵抗性が起きている場合、プラスグレルに切り替えることがある。
72	★★★ ☑☑☑	ロスバスタチンによりクロピドグレルの代謝酵素が誘導される。
73	★★★ ☑☑☑	本態性高血圧症と2次性高血圧症の発症頻度はほぼ同じである。
74	★★★ ☑☑☑	仮面高血圧とは医療機関での血圧測定値は正常であるが、自宅での測定値が高値のものをいう。
75	★★★ ☑☑☑	収縮期血圧140mmHg以上または拡張期血圧90mmHg以上で心血管疾患の発症率は高くなる。
76	★★★ ☑☑☑	高血圧患者の血管の性状を観察するためには、眼底検査が有用である。
77	★★★ ☑☑☑	腎障害などの合併症を持つ高血圧患者は、臓器灌流圧を保つため、合併症のない患者ほど降圧しない。
78	★★★ ☑☑☑	閉塞性動脈硬化症(ASO)では、粥状硬化が原因である。
79	★★★ ☑☑☑	閉塞性動脈硬化症(ASO)では、末梢血流量が増加する。
80	★★★ ☑☑☑	閉塞性動脈硬化症(ASO)は、歩行によって痛みが改善する。
81	★★★ ☑☑☑	閉塞性動脈硬化症(ASO)は、中小動脈の非化膿性炎症で生じる。

71 ○ クロピドグレルの血小板凝集抑制作用は、CYP2C19の遺伝子多型により変動する。プラスグレルは抗血小板薬であり、CYP2C19の遺伝子多型の影響を受けないため、代替薬として適切である。

72 × ロスバスタチンとクロピドグレルの相互作用の報告はない。ロスバスタチン、ピタバスタチン、プラバスタチンはCYPへの影響が特に少ないスタチン系薬である。

73 × 本態性高血圧症は、高血圧患者のうち90％を占めており、原因となる基礎疾患が存在せず、自覚症状がないものをいう。

74 ○ 仮面高血圧とは医療機関での血圧測定値は正常であるが、自宅での測定値が高値のものをいう。他にも、白衣高血圧（医療機関で高値で、自宅では正常）があり、医療機関・自宅両方での血圧測定が重要となる。

75 ○ 医療機関での血圧が140/90mmHg以上で高血圧症と診断される。高血圧が続き、動脈硬化が起こることで、狭心症・心筋梗塞・脳梗塞・脳出血・認知症などの合併症のリスクが高まる。

76 ○ 眼底の血管は、直接目で見ることができる体内唯一の血管系であるため、高血圧症などの診断や治療に有用である。

77 × 高血圧が続くことで腎機能の低下にもつながるため、腎障害などの合併症を持つ患者に対しては、合併症のない患者よりも厳しく血圧をコントロールする必要がある。タンパク尿（＋）の慢性腎臓病(CKD)患者の降圧目標は130/80mmHg未満である。

78 ○ ASOは、粥状（アテローム）動脈硬化により引き起こされる。

79 × ASOでは、動脈が狭窄するため、末梢血流量が低下する。

80 × ASOで特徴的な症状に、間欠性跛行があり、一定の距離を歩くと、痛みなどにより歩行が次第に困難になり、しばらく休息すると治まるものの、再び歩き続けると痛みだすという症状をいう。

81 × ASOは動脈硬化が原因となる疾患であり、炎症が原因とはならない。

第3章 循環器系・血液系・造血器系・泌尿器系・生殖器系の疾患

82 ★★☆ ☑☑☑ 上腕の血圧が134/70mmHg、足関節の血圧が94/52mmHgだったため、閉塞性動脈硬化症（ASO）と診断された。

83 ★★☆ ☑☑☑ 閉塞性動脈硬化症（ASO）の重症例では、β受容体遮断薬は、四肢血管の収縮を起こすため、禁忌である。

3-2　血液系・造血器系の疾患

3択

1 ★★★ ☑☑☑ 鉄欠乏性貧血において、上昇する検査値はどれか。
- a　フェリチン
- b　血清鉄
- c　総鉄結合能

2 ★★☆ ☑☑☑ 汎血球減少症を呈する代表的な疾患はどれか。
- a　溶血性貧血
- b　再生不良性貧血
- c　腎性貧血

3 ★★★ ☑☑☑ 巨赤芽球性貧血（悪性貧血）に対して最も適切な治療はどれか。
- a　メコバラミン注射液の筋肉内投与
- b　葉酸錠の経口投与
- c　クエン酸第一鉄錠の経口投与

4 ★★★ ☑☑☑ 腎性貧血の発症機序として正しいのはどれか。
- a　トランスフェリンの産生が抑制されるため。
- b　エリスロポエチンの分泌が減少するため。
- c　ヘモグロビンの消費が増加するため。

5 ★★★ ☑☑☑ 血中間接ビリルビン値が血中直接ビリルビン値に比べて優位に上昇する疾患はどれか。
- a　肝硬変
- b　溶血性貧血
- c　胆石症

82 ○ 足関節上腕血圧比≦0.9でASOと診断される。足関節上腕血圧比は足関節収縮期血圧/上腕収縮期血圧で求められ、本問の場合は、94/137≒0.7であるため、ASOと診断される。

83 ○ ASOの重症例では、β受容体遮断薬は、四肢血管の収縮を起こすため、禁忌である。

解答　血液系・造血器系の疾患

1 c 鉄欠乏性貧血において、不飽和鉄結合能や総鉄結合能は上昇する。わずかな鉄を確実に捕獲しようとするイメージを持つとよい。フェリチン、血清鉄、ヘマトクリット、ヘモグロビンの検査値は低下する。

2 b 再生不良性貧血は、骨髄の造血幹細胞の障害により、汎血球減少症をきたす疾患である。溶血性貧血は、赤血球に対する自己抗体が産生され、抗原抗体反応（Ⅱ型アレルギー反応）により赤血球が破壊される疾患である。腎性貧血は、エリスロポエチンの減少によって赤血球の産生が障害される疾患である。

3 a 悪性貧血は、自己免疫が関与する胃壁細胞からの内因子（ビタミンB$_{12}$の吸収を促すタンパク質）分泌不全による、ビタミンB$_{12}$の欠乏を原因とする疾患である。そのため、メコバラミン注射液の筋肉内投与が適切である。

4 b 腎性貧血は、腎機能低下に伴う腎臓でのエリスロポエチンの分泌低下により引き起こされる。造血因子であるエリスロポエチンの減少によって造血幹細胞から赤芽球への分化過程が障害され、貧血が生じる。

5 b 間接ビリルビンは、老化した赤血球が脾臓で崩壊し、流出したヘモグロビンが非抱合型に代謝されたものである。溶血性貧血では、血中における赤血球が破壊されるため、血中間接ビリルビン値が優位に上昇する。間接ビリルビンが肝臓でグルクロン酸抱合を受けたものを直接ビリルビンという。

6 ★☆☆ ☑☑☑
含糖酸化鉄注射液(コロイド性の静脈注射用鉄剤、pH9.0〜10.0)について、投与前後の注意事項や観察項目に関する情報提供として誤っているのはどれか。

　　a　希釈するときは生理食塩液を用いてください。
　　b　ゆっくり(2分以上かけて)投与してください。
　　c　投与後、頭痛の訴えや顔面潮紅などがないか観察してください。

7 ★★★ ☑☑☑
播種性血管内凝固症候群(DIC)において、著しく低下する検査値はどれか。

　　a　血糖値
　　b　赤血球数
　　c　血小板数

8 ★★★ ☑☑☑
播種性血管内凝固(DIC)に見られる所見として正しいのはどれか。

　　a　フィブリノゲン分解産物(FDP)値の減少
　　b　血漿フィブリノゲン濃度の低下
　　c　プロトロンビン時間の短縮

9 ★☆☆ ☑☑☑
クロルフェニラミンを含有する一般用医薬品の添付文書に記載されている、「突然の高熱、さむけ、のどの痛み等があらわれる」に該当する重篤な副作用はどれか。

　　a　無顆粒球症
　　b　間質性肺炎
　　c　ショック(アナフィラキシー)

10 ★★☆ ☑☑☑
溶血性貧血では、ハプトグロビン高値となる。

11 ★★☆ ☑☑☑
溶血性貧血では直接ビリルビン値が優位に上昇する。

12 ★★☆ ☑☑☑
溶血性貧血の検査所見で直接クームス試験の陽性が見られる。

13 ★★☆ ☑☑☑
溶血性貧血では、乳酸脱水素酵素の血中濃度が低下する。

6 a 含糖酸化鉄注射液は、コロイド製剤であり、生理食塩水で希釈すると配合変化を起こし、沈殿が生じる。希釈する必要がある場合には、通常、用時10〜20%のブドウ糖注射液で5〜10倍に希釈することとされている。また、鉄として、通常成人1日40〜120mg（2〜6mL）を2分以上かけて徐々に静脈内注射する。副作用には、頭痛や顔面潮紅などがあるため注意が必要である。

7 c DICは、基礎疾患や薬剤により凝固が亢進し、全身の細小血管内に微小血栓が多発する。これに伴い凝固因子・血小板が消費され、線溶系が亢進する疾患である。

8 b DICの所見として、血小板数・フィブリノゲン濃度の低下、APTT・PT延長、FDP・Dダイマーの上昇が見られる。

9 a 「突然の高熱、さむけ、のどの痛み等があらわれる」という症状は、無顆粒球症の症状である。間質性肺炎では、「空咳が出る、階段を登ったり、少しはやく歩いたりすると息が苦しくなる、発熱する」などの症状が見られ、アナフィラキシーでは、「皮膚のかゆみ、じんま疹、のどのかゆみ、息苦しさ、どうき、意識の混濁」などが見られる。

10 × 溶血性貧血では、破壊された赤血球より遊離されたヘモグロビンを肝臓に運搬するために、ハプトグロビンの消費が亢進されるため、ハプトグロビンは低値となる。

11 × 溶血性貧血では、間接ビリルビン値が優位に上昇する。これにより、黄疸などの症状が見られる。

12 ○ 溶血性貧血の検査所見で直接クームス試験の陽性が見られる。直接クームス試験は、抗赤血球抗体の存在を確認するための試験である。

13 × 溶血性貧血では、乳酸脱水素酵素（LDL）の血中濃度が上昇する。LDLは赤血球中に多く存在しており、溶血により遊離される。

14	★★★ ☑☑☑	先天性不良性貧血の原因の1つにファンコニ貧血がある。
15	★★★ ☑☑☑	後天性再生不良性貧血の発症の原因の1つにウイルス感染症がある。
16	★★★ ☑☑☑	再生不良性貧血では、末梢血の血小板数が増加する。
17	★★★ ☑☑☑	再生不良性貧血では、末梢血の網状赤血球数は正常である。
18	★★★ ☑☑☑	再生不良性貧血では、血清鉄値が低下する。
19	★★★ ☑☑☑	再生不良性貧血では、エリスロポエチン産生が亢進する。
20	★★★ ☑☑☑	再生不良性貧血では、スプーン状爪が見られる。
21	★★★ ☑☑☑	鉄欠乏性貧血では、舌炎症状が見られる。
22	★★★ ☑☑☑	鉄欠乏性貧血の第一選択薬は、経口鉄剤である。
23	★★★ ☑☑☑	鉄欠乏性貧血において、フェリチンは低値でも、ヘモグロビン値が正常値に戻ったら、鉄剤の投与は中止する。
24	★★★ ☑☑☑	クエン酸第一鉄は耐性乳酸菌製剤の効果を低下させるので、服用時刻をずらすよう説明する。
25	★★★ ☑☑☑	鉄欠乏性貧血の患者に肉類や緑黄色野菜の摂取を心がけるよう勧めた。
26	★★★ ☑☑☑	鉄剤の服用を開始してもすぐには鉄欠乏性貧血症状が改善しないが、服用を続けるよう説明する。

14 ○ 先天性不良性貧血の原因の1つに**ファンコニ貧血**がある。ファンコニ貧血は、DNAの修復に働くタンパク質の一部に障害を持つ遺伝性の疾患である。

15 ○ 後天性再生不良性貧血の発症の原因には、**ウイルス感染症、薬剤、放射線**などがある。

16 × 再生不良性貧血では、骨髄の造血幹細胞の障害により、末梢血の血小板数が減少する。

17 × 再生不良性貧血では、骨髄の造血幹細胞の障害により、末梢血の網状赤血球数は減少する。

18 × 再生不良性貧血では、鉄の利用能力が低下し、鉄過剰状態になるため、血清鉄値・フェリチン値は上昇、不飽和鉄結合能は低下する。

19 ○ 再生不良性貧血では、貧血症状を改善しようと、腎臓におけるエリスロポエチンの産生が亢進される。

20 × スプーン状爪は、**鉄欠乏性貧血**に特徴的な症状である。

21 ○ 舌炎症状（舌が赤くなって痛む）は、**鉄欠乏性貧血や悪性貧血**に特徴的な症状である。

22 ○ 鉄欠乏性貧血の第一選択薬は、**経口鉄剤**である。

23 × 鉄欠乏性貧血において、貧血症状やヘモグロビン値が改善しても、**フェリチン（貯蔵鉄）**が正常値になるまで鉄剤の投与を続ける必要がある。

24 × クエン酸第一鉄に耐性乳酸菌製剤の効果を低下させる報告はない。セフジニル、キノロン系抗菌薬、甲状腺ホルモン製剤などは、併用により吸収が阻害される。

25 ○ 鉄欠乏性貧血の治療では、鉄分の補充や食生活の改善指導が重要となる。肉類（レバー）や緑黄色野菜は鉄分が豊富である。

26 ○ 鉄欠乏性貧血の治療は、**フェリチン（貯蔵鉄）**が改善するまで経口鉄剤の投与が行われるため、**6～12ヶ月程度**服用することが多い。

27 ★★★ ☑☑☑　クエン酸第一鉄錠をお茶で服用すると、鉄の吸収が過剰になることを説明した。

28 ★★★ ☑☑☑　クエン酸第一鉄はセフジトレンピボキシルの吸収を低下させるので、服用時刻をずらすよう説明する。

29 ★★★ ☑☑☑　葉酸欠乏性貧血では、平均赤血球容積(MCV)の低下が見られる。

30 ★★★ ☑☑☑　悪性貧血の治療において、メコバラミン注射液の筋肉内投与が行われる。

31 ★★★ ☑☑☑　播種性血管内凝固症候群(DIC)では、悪性腫瘍や産科的疾患などの基礎疾患を有する。

32 ★★★ ☑☑☑　播種性血管内凝固症候群(DIC)では、多発性微小血栓による循環障害を生じる。

33 ★★★ ☑☑☑　播種性血管内凝固症候群(DIC)では、凝固系と線溶系が同時に亢進する。

34 ★★★ ☑☑☑　播種性血管内凝固症候群(DIC)では、血小板数が増加する。

35 ★★★ ☑☑☑　播種性血管内凝固症候群(DIC)では、基礎疾患の治療に並行して、ヘパリンや合成プロテアーゼ阻害薬による治療を行う。

27 ✕ クエン酸第一鉄は、タンニン酸を含有する食品(お茶など)と一緒に摂取することで、キレートを形成し、吸収が阻害されるおそれがある。

28 ✕ クエン酸第一鉄は、セフジニルと併用すると、キレートを形成することで、セフジニルの吸収量を約10分の1に低下させることがあるため、この両者は3時間以上間隔を空けて服用することとされている。セフジトレンピボキシルとの相互作用は報告されていない。

29 ✕ 巨赤芽球性貧血(悪性貧血、葉酸欠乏性貧血)では、MCVが上昇する。

30 ◯ 悪性貧血は、抗内因子抗体によるビタミンB_{12}の吸収障害が原因となるため、メコバラミン(ビタミンB_{12}製剤)の筋肉内投与が行われる。

31 ◯ DICの原因となる基礎疾患は、悪性腫瘍、急性白血病、敗血症、常位胎盤早期剥離、羊水塞栓症などが多い。

32 ◯ DICでは、全身性の多発性微小血栓による循環障害を生じる。

33 ◯ DICでは、凝固系と線溶系が同時に亢進する。

34 ✕ DICでは、血小板数が減少する。

35 ◯ DICでは、基礎疾患の治療に並行して、ヘパリンや合成プロテアーゼ阻害薬(ガベキサート、ナファモスタットなど)による治療を行う。

36 ★★★ ☑☑☑ 敗血症性播種性血管内凝固症候群(DIC)の検査所見では、Dダイマー /FDPの比は低下している。

37 ★★★ ☑☑☑ 敗血症性播種性血管内凝固症候群(DIC)では、ガベキサートの使用により出血リスクが高くなる。

38 ★★★ ☑☑☑ 敗血症性播種性血管内凝固症候群(DIC)では、細小血管に微小血栓が形成されている。

39 ★★★ ☑☑☑ 敗血症性播種性血管内凝固症候群(DIC)では、死に至る可能性は極めて低い。

40 ★★★ ☑☑☑ 敗血症性播種性血管内凝固症候群(DIC)では、腎機能のモニタリングが必要である。

41 ★★★ ☑☑☑ 血友病Aは第Ⅷ因子、血友病Bは第Ⅸ因子の異常で、それぞれの因子の遺伝子はY染色体上にある。

42 ★★★ ☑☑☑ 血友病において、家族歴を持っていない患者では、次世代以降への遺伝はない。

43 ★★★ ☑☑☑ 血友病では、プロトロンビン時間(PT)は正常である。

36 ✕ DICは、凝固優位型の線溶抑制型DIC（敗血症などによる）と、線溶優位型の線溶亢進型DIC（急性白血病などによる）に分類される。また、FDPはフィブリノゲン・フィブリン分解産物を指し、Dダイマーはフィブリン最終分解産物を指す。通常は、血栓が形成・溶解した際に両者の値はともに上昇するが、DICの場合は、その「型」によって値の動き方が異なる。

Dダイマーは、フィブリンの中でも、特に凝固反応が強力だった部位の残骸で、敗血症などで発症する凝固優位型のDICでは高値となる（Dダイマー /FDPは高値）。急性白血病などで発症する線溶優位型のDICでは、フィブリノゲンの分解が進むことからFDPが高値となるが、そもそも形成されるフィブリンが少なくなることから、その最終分解産物であるDダイマーは低値となる（Dダイマー /FDPは低値）。

37 ✕ ガベキサートはタンパク分解酵素阻害薬（抗トロンビン薬）であり、プラスミンのような線溶系酵素も阻害することで線溶系を抑制し、DICにおける出血リスクを低下させる。

38 ◯ DICでは、血管内フィブリン沈着による微小血栓や虚血性臓器障害、血小板や凝固因子の消費に伴う出血、全身性の炎症が特徴的な症状である。

39 ✕ DICは、死亡率が高く、予後の悪い疾患である。

40 ◯ DICでは、微小血栓により、腎不全をきたす可能性があるため、腎機能のモニタリングが必要である。

41 ✕ 血友病Aは第Ⅷ因子、血友病Bは第Ⅸ因子の活性が先天的に低下していることで起きる疾患である。第Ⅷ・Ⅸ因子はX染色体上にあり、血友病は伴性潜性（劣性）遺伝形式となるため、ほとんどの患者は男性である。

42 ✕ 血友病では、家族歴を持っていなくても、母親が血友病の保因者であれば、次世代へ遺伝する可能性はある。

43 ◯ 二次止血おいて、PTは外因系、APTTは内因系を反映している。血友病に関与する第Ⅷ・Ⅸ因子は共に内因系凝固因子であり、血友病ではAPTTは延長するが、PTは影響を受けないため正常である。

第3章　循環器系・血液系・造血器系・泌尿器系・生殖器系の疾患

44 ★★★ 血友病では関節内出血がよく見られ、関節の腫脹、疼痛、運動制限が現れる。

45 ★★★ 血友病では、血小板は減少する。

46 ★★★ 特発性血小板減少性紫斑病(ITP)は、関節内出血を特徴とする。

47 ★★★ 特発性血小板減少性紫斑病(ITP)は、抗血小板抗体が検出される。

48 ★★★ 特発性血小板減少性紫斑病(ITP)における骨髄像では、巨核球数は正常ないし増加している。

49 ★★★ 特発性血小板減少性紫斑病(ITP)は、プレドニゾロンの投与が有効である。

50 ★★★ 特発性血小板減少性紫斑病(ITP)において、脾臓の摘出は無効である。

51 ★★★ 血栓性血小板減少性紫斑病(TTP)は、抗血小板抗体による血小板の破壊亢進が原因で発症する。

52 ★★★ 血栓性血小板減少性紫斑病(TTP)の第一選択は、血液浄化療法である。

53 ★★★ 血栓性血小板減少性紫斑病(TTP)では、血小板輸血は禁忌である。

44 ○ 血友病では関節内出血がよく見られ、関節の腫脹、疼痛、運動制限が現れる。他にも、筋肉内出血や深部組織出血が見られる。

45 × 血友病は、凝固因子の遺伝子異常が原因であり、血小板数は正常である。

46 × ITPの主な症状は、鼻・歯肉出血、点状出血、血尿である。関節内出血を特徴とするのは、血友病である。

47 ○ ITPでは、抗血小板抗体による血小板の破壊亢進が原因となるため、抗血小板抗体が検出される。

48 ○ 巨核球とは、骨髄中に見られる、血小板を産生する細胞である。減少した分の血小板を補おうと、ITPでは巨核球数が増加することがある。

49 ○ ITPの主な治療薬として、ステロイド薬（主にプレドニゾロン）が用いられる。他にも、免疫抑制薬の投与や摘脾が行われることもある。また、ピロリ菌との関連性が示唆されており、ピロリ菌の除菌による血小板数の増加が報告されている。

50 × ITPの治療において、摘脾が行われることがある。

51 × TTPは、血小板凝集を促進させる因子であるvon Willebrand因子（vWF）が、血小板血栓を多発させてしまう疾患であり、vWFの切断酵素の活性低下が原因となる。抗血小板抗体による血小板の破壊亢進が症状の原因となるのはITPである。

52 ○ TTPの第一選択は、血液浄化療法である。他にもステロイド薬の投与が行われる。

53 ○ 血小板血栓の形成が亢進してしまうため、TTP患者への血小板輸血は禁忌である。

3-3　泌尿器系・生殖系の疾患

3択

1 慢性腎不全によって起こるのはどれか。

    a　低リン血症

    b　低カリウム血症

    c　低カルシウム血症

2 慢性腎不全における記述のうち正しいのはどれか。

    a　最も多い原因は糖尿病である。

    b　高タンパク食が必要である。

    c　代謝性アルカローシスを起こしやすい。

3 急性腎障害(AKI)患者の薬学的管理のうち、<u>適切でないの</u>はどれか。

    a　ロキソプロフェンの投与

    b　酸化マグネシウムの中止

    c　エナラプリルの中止

4 ネフローゼ症候群に関する記述のうち、正しいのはどれか。

    a　すべての場合に、高血圧を呈する。

    b　すべての場合に、低アルブミン血症を呈する。

    c　小児での発症はまれである。

5 尿路結石に関する記述のうち、<u>誤っているのはどれか</u>。

    a　腎結石、尿管結石、膀胱結石及び尿道結石に分類される。

    b　結石が膀胱に落下すると、痛みは消失する。

    c　自然排石は、まれである。

6 診断・検査のうち、前立腺肥大症と前立腺がんの鑑別に役立つのはどれか。

    a　国際前立腺症状スコア

    b　残尿量測定

    c　直腸診

解答　泌尿器系・生殖系の疾患

1　c
慢性腎不全では、尿細管障害による電解質・酸の排泄障害が起き、血中のカリウム・リン・有機酸などが上昇する。また、腎実質障害により、ビタミンDの活性低下が起きることで、低カルシウム血症を招くことがある。

2　a
慢性腎不全の最も多い原因は、糖尿病である。糸球体濾過障害により、糸球体から漏出したタンパク質が尿中に排出される。そのため、さらに高タンパク食を摂取すると、腎臓に負担をかけてしまう。また、腎機能の低下により、H^+排泄能が低下するため、代謝性アシドーシスを起こしやすい。

3　a
ロキソプロフェンは、重篤な腎機能障害がある患者には、さらなる腎機能の悪化やネフローゼ症候群を起こすことがあるため、投与禁忌である。酸化マグネシウムは、腎障害のある患者において、高マグネシウム血症を起こすおそれがあるため、慎重投与である。エナラプリルは、腎血流量の低下により、AKIを悪化させる可能性がある。

4　b
ネフローゼ症候群は、糸球体濾過障害により起こる疾患である。タンパク尿が3.5g/日以上持続及び血清アルブミン値3.0g/dL以下を診断の必須条件とし、これらの症状から診断される。浮腫及び高コレステロール血症が認められることが多い。特に小児に多く発症する。

5　c
尿路結石は、腎結石、尿管結石、膀胱結石及び尿道結石に分類され、疼痛や血尿の原因となる。結石が膀胱に落下すると、痛みは消失し、膀胱が刺激されることで頻尿などの症状をきたす。長径10mm未満の尿管結石の多くは、自然排石が期待できる。

6　c
前立腺肥大症では、直腸診にて弾性硬のある前立腺が認められる。前立腺がんでは、直腸診にて石様硬、硬結、結節のある前立腺が認められる。国際前立腺症状スコアは、前立腺肥大症における自覚症状の評価に用いられ、残尿量測定は、排尿直後に膀胱内に残る尿量の測定に用いられる。

7 ★★★
頻尿、尿腺途絶があり、直腸診で、弾性があり硬い腫瘍が直腸前壁に触知された。PSA値は2.0ng/mLであった。以上のことから疑われる疾患はどれか。
a 前立腺がん
b 前立腺肥大症
c 腎不全

8 ★★★
前立腺肥大症の治療薬はどれか。
a アナストロゾール
b シルデナフィル
c デュタステリド

9 ★★★
前立腺肥大症など下部尿路に閉塞性疾患のある患者に対して、症状が悪化する可能性がある薬剤の作用機序はどれか。
a ヒスタミンH_1受容体遮断
b アセチルコリンM_3受容体遮断
c アドレナリンα_1受容体遮断

10 ★★★
子宮内膜症に関する記述のうち、正しいのはどれか。
a 受精卵が着床しやすくなる。
b 血清中のCA125が低値を示す。
c 薬物治療には低用量黄体ホルモン・卵胞ホルモン配合剤を用いる。

11 ★★★
切迫早産の治療に用いられる薬物はどれか。
a クロミフェン
b メチルエルゴメトリン
c リトドリン

正誤

12 ★★★
急性腎障害(AKI)は、乏尿、無尿、血清クレアチニン及び尿素窒素値の急激な上昇などで診断される。

7 **b** 前立腺肥大症は、排尿困難、尿閉・尿失禁などを認め、直腸診にて弾性硬のある前立腺が認められる。前立腺がんは、直腸診にて石様硬、硬結、結節のある前立腺が認められる。PSA値の上昇率は前立腺がん＞前立腺肥大症となり、本問ではPSAは高値を示していないため、本問の疾患は前立腺肥大症だと考えられる。前立腺がんでのPSA値は、4.0ng/mLを超えることが多い。

8 **c** デュタステリドは、5α-還元酵素を阻害し、テストステロンから活性体であるジヒドロテストステロンへの変換を抑制することで、前立腺肥大症に用いられる。アナストロゾールは閉経後乳がん、シルデナフィルは勃起不全や肺高血圧症に用いられる（タダラフィルは前立腺肥大症への適応を持つ）。

9 **b** 前立腺肥大症においてM₃受容体遮断薬(抗コリン薬)は、膀胱平滑筋の弛緩、膀胱括約筋の緊張により、排尿障害を悪化させるおそれがあるため投与禁忌である。

10 **c** 子宮内膜症は、子宮内膜に類似した組織が子宮外 (ダグラス窩、卵巣、子宮漿膜など)で増殖することで起こる。主な症状は、月経痛、不妊、性交痛、排便痛、骨盤痛であり、血中のCA125は上昇する。治療には、低用量黄体ホルモン・卵胞ホルモン配合剤やLH-RH受容体刺激薬などが用いられる。

11 **c** 切迫早産は、子宮内感染 (絨毛膜羊膜炎)、子宮頸管無力症、喫煙などが原因となり起こる。治療には、リトドリン (β₂受容体刺激薬)などの子宮弛緩薬が用いられる。クロミフェンは、エストロゲン受容体遮断作用により、排卵障害に基づく不妊症の排卵誘発に用いられる。メチルエルゴメトリンは、子宮平滑筋に選択的に作用して子宮を持続的に収縮させ、子宮血管を圧迫して止血作用を示し、子宮収縮の促進ならびに子宮出血の予防及び治療の目的で用いられる。

12 **○** AKIは、乏尿、無尿、血清クレアチニン及び尿素窒素値の急激な上昇などで診断される。

第3章　循環器系・血液系・造血器系・泌尿器系・生殖器系の疾患

13 ★★★ ☑☑☑ 横紋筋融解症に合併する急性腎障害(AKI)は、筋細胞由来のミオグロビンが糸球体を閉塞させることにより発症する。

14 ★★★ ☑☑☑ 溶血性尿毒症症候群(HUS)による急性腎障害(AKI)の病因として、血管内血液凝固があげられる。

15 ★★★ ☑☑☑ 急性間質性腎炎では、間質及び尿細管が障害されており、急性腎障害(AKI)の原因となりうる。

16 ★★★ ☑☑☑ 人工透析療法は、急性腎障害(AKI)の治療として用いられない。

17 ★★★ ☑☑☑ 急性腎障害(AKI)を発症すると、血清クレアチニン値や血中尿素窒素(BUN)値が上昇する。

18 ★★★ ☑☑☑ 腎性急性腎不全では、尿中ナトリウム排泄率が増大する。

19 ★★★ ☑☑☑ 高窒素血症で尿比重や尿浸透圧が低ければ、腎前性腎不全が疑われる。

20 ★★★ ☑☑☑ 腎性急性腎不全では、尿中クレアチニン/血中クレアチニン比が増大する。

21 ★★★ ☑☑☑ 急性腎障害(AKI)は、不可逆的に腎機能が低下する。

22 ★★★ ☑☑☑ 急性腎障害(AKI)では、低カリウム血症が起こる。

23 ★★★ ☑☑☑ 腎前性急性腎不全の場合は尿中ナトリウム低値を伴う乏尿が起こる。

13 ✕ 横紋筋融解症は、骨格筋の融解・壊死により、筋体成分が血中へ流出した状態である。流出した大量のミオグロビンにより尿細管に負荷がかかる結果、AKIを併発することが多い。

14 〇 HUSは、微小血管症性溶血性貧血、血小板減少、急性腎障害を三徴候とする疾患である。AKIの病因として、血管内血液凝固による血栓があげられる。

15 〇 急性間質性腎炎では、間質及び尿細管が障害されており、炎症性細胞浸潤と浮腫が腎間質に認められる。症状の悪化により、AKIの原因となりうる。

16 ✕ AKIにおいて、腎機能を低下させている原因の除去として血液浄化療法(人工透析)が用いられることがある。

17 〇 AKIでは、クレアチニン・尿素窒素・カリウムなどを尿中に排泄できなくなり、血清クレアチニン・BUN・血清カリウムなどの上昇が見られる。

18 〇 腎性急性腎不全は、腎実質(血管、糸球体、尿細管間質)の障害により引き起こされ、ナトリウムの尿細管再吸収が低下することで、尿中ナトリウム排泄率が増大する。

19 ✕ 腎前性腎不全は、心不全や出血、脱水などにより腎血流量が低下し、それに伴う糸球体濾過量の低下が原因となる。また、尿量の減少や尿の濃縮により、尿比重や尿浸透圧の上昇をきたす。

20 ✕ 腎性急性腎不全では、尿中へのクレアチニンの濾過量が低下し、血中クレアチニン値の上昇が見られるため、尿中クレアチニン/血中クレアチニン比は低下する。

21 ✕ AKIとは、数時間〜数日の間に急激に腎機能が低下する状態であり、基本的には可逆的である。慢性腎不全は、不可逆的である。

22 ✕ AKIでは、血清クレアチニン・BUN・血清カリウムなどの上昇が見られるため、高カリウム血症が起こる。

23 〇 腎前性腎不全は、心不全や出血、脱水などにより腎血流量が低下し、それに伴って起きる糸球体濾過量の低下が原因となる。腎血流量が低下すると、体液量の保持のために尿細管でのナトリウムの再吸収が亢進し、尿中ナトリウムは低下する。また、尿量の減少や尿の濃縮により、尿比重や尿浸透圧の上昇をきたす。

24 ★★★ ☑☑☑ 急性腎障害(AKI)では、ビタミンD活性化障害により腎性貧血が認められる。

25 ★★★ ☑☑☑ 脱水は腎前性急性腎不全の危険因子である。

26 ★★★ ☑☑☑ 慢性腎不全では、尿中へ排泄されるタンパク質量が増加している。

27 ★★★ ☑☑☑ 慢性腎不全では、低カリウム血症を呈する。

28 ★★★ ☑☑☑ 慢性腎不全では、二次性副甲状腺機能低下症を呈する。

29 ★★★ ☑☑☑ 慢性腎不全では、代償性に活性型ビタミンDの産生が亢進する。

30 ★★★ ☑☑☑ 慢性腎不全では、レニン-アンジオテンシン系の亢進により血圧が上昇する。

31 ★★★ ☑☑☑ 慢性腎臓病(CKD)は、腎機能障害または腎機能低下が3ヶ月以上持続する状態である。

32 ★★★ ☑☑☑ 慢性腎臓病(CKD)は、合併症として貧血がある。

33 ★★★ ☑☑☑ 慢性腎臓病(CKD)では低張尿となる。

34 ★★★ ☑☑☑ 慢性腎臓病(CKD)における尿毒症の症状改善にラクツロースを内服する。

35 ★★★ ☑☑☑ 慢性腎臓病(CKD)における尿毒症状の発症を抑制するために、タンパク質を積極的に摂取させる。

| 24 | × | AKIでは、腎機能の低下により、エリスロポエチンの分泌が低下し、腎性貧血を引き起こす。ビタミンD活性障害は、CKDで認められる。 |

| 25 | ○ | 脱水は腎血流量の低下を引き起こすため、腎前性急性腎不全の原因となる。 |

| 26 | ○ | 慢性腎不全では、糸球体障害により基底膜が破壊され、尿中へ排泄されるタンパク質量が増加する。 |

| 27 | × | 慢性腎不全では、尿細管障害による排泄障害により、血中のカリウム・リン・有機酸が上昇する。 |

| 28 | × | 慢性腎不全では、腎実質障害により、ビタミンD活性低下→低カルシウム血症→副甲状腺ホルモン上昇により、二次性副甲状腺機能亢進症をきたす。 |

| 29 | × | 慢性腎不全では、腎実質の障害により、ビタミンDの1α位の水酸化が障害されるため、活性型ビタミンDの産生は低下する。 |

| 30 | ○ | 慢性腎不全では、腎機能の低下によりレニンが過剰分泌されるため、レニン-アンジオテンシン系の亢進により血圧が上昇する。その他にも、塩分貯留や交感神経の興奮など様々な要因により血圧が上昇する。 |

| 31 | ○ | CKDは不可逆な腎障害であり、腎障害を示す所見(タンパク尿、eGFR60未満のいずれか、または両方)が、3ヶ月以上持続した際に診断される。 |

| 32 | ○ | CKDでは、エリスロポエチンの産生低下により貧血を合併する。 |

| 33 | × | CKDでは、タンパク尿(アルブミン尿)が見られるため、膠質浸透圧による高張尿になっている。 |

| 34 | × | CKDにおける尿毒症には、球形吸着炭が用いられる。球形吸着炭は尿毒症毒素を消化管内で吸着し、便とともに排泄させる。ラクツロースは、高アンモニア血症に用いられる。 |

| 35 | × | 過剰なタンパク質摂取は、腎臓に負担がかかるため、CKDの食事療法では、低タンパク食が用いられる。 |

36 ★★★ ☑☑☑ ネフローゼ症候群では、高コレステロール血症になることはまれである。

37 ★★★ ☑☑☑ ネフローゼ症候群では、浮腫を伴うことはまれである。

38 ★★★ ☑☑☑ ネフローゼ症候群の初期治療の基本は、ステロイド薬である。

39 ★★★ ☑☑☑ ネフローゼ症候群における浮腫の改善には、抗アルドステロン薬が第一選択薬となる。

40 ★★★ ☑☑☑ ネフローゼ症候群において高カリウム血症を併発するときは、球形吸着炭が用いられる。

41 ★★★ ☑☑☑ ネフローゼ症候群において、高コレステロール血症が持続する場合はエゼチミブが第一選択薬となる。

42 ★★★ ☑☑☑ ネフローゼ症候群では、低アルブミン血症が認められる。

43 ★★★ ☑☑☑ ネフローゼ症候群では、食事療法は高タンパク食を基本とする。

44 ★★★ ☑☑☑ ネフローゼ症候群における浮腫の改善には、アンジオテンシンⅡ受容体拮抗薬が用いられる。

45 ★★★ ☑☑☑ ネフローゼ症候群における血液凝固能亢進の改善の第一選択薬として、アスピリンが用いられる。

46 ★★★ ☑☑☑ ネフローゼ症候群の治療においてステロイド抵抗性を示す場合は、免疫抑制薬が併用される。

36 ✕ ネフローゼ症候群では、低アルブミン血症により、代償的に肝臓でのアルブミンの合成とコレステロールの合成が亢進するため、高コレステロール血症が起こる。

37 ✕ ネフローゼ症候群では、低アルブミン血症により膠質浸透圧が低下し、間質へ水分が漏出することで浮腫が起こる。

38 ◯ ネフローゼ症候群の初期治療の基本は、ステロイド薬である。ステロイド薬により腎臓の炎症が抑えられ、タンパク尿が減少する。他にも、食事療法(塩分制限や低タンパク食)が行われる。

39 ✕ ネフローゼ症候群における浮腫の改善には、ループ利尿薬が第一選択薬となる。抗アルドステロン薬は高カリウム血症の副作用があるため注意して使用する必要がある。

40 ✕ ネフローゼ症候群における高カリウム血症には、ポリスチレンやループ利尿薬(カリウム排泄効果があるため)が用いられる。球形吸着炭は、進行性の慢性腎不全と診断された保存療法期の患者の尿毒症症状の改善に用いられる。

41 ✕ ネフローゼ症候群では、肝臓においてコレステロールの合成が亢進しているため、高コレステロールの治療薬には、肝臓で作用するHMG-CoA還元酵素阻害薬が用いられる。それでもLDLコレステロール値が下がらない場合にエゼチミブを併用する。

42 ◯ ネフローゼ症候群では、高度タンパク尿(3.5g/日以上)及び低アルブミン血症(3.0g/dL以下)が診断の必須条件とされている。

43 ✕ ネフローゼ症候群では、腎臓に負担をかけないように、食事療法は、塩分制限や低タンパク食を基本とする。

44 ✕ ネフローゼ症候群における浮腫の改善には、利尿薬(特にフロセミドなどのループ利尿薬)が用いられる。

45 ✕ ネフローゼ症候群における血液凝固能亢進に対しては、ワルファリン(抗凝固薬)やジピリダモール(抗血小板薬)が用いられる。また、ジピリダモールはタンパク尿の改善作用も示す。

46 ◯ ネフローゼ症候群の第一選択薬はステロイド薬であるが、それでもタンパク尿の改善などが見られないステロイド抵抗性ネフローゼ症候群が存在する。その場合に、タクロリムスなどの免疫抑制薬が併用される。

第3章 循環器系・血液系・造血器系・泌尿器系・生殖器系の疾患

47 ★★★ ☑☑☑ 尿路結石は女性に好発する。

48 ★★★ ☑☑☑ 尿路結石の主症状は、疼痛と血尿である。

49 ★★★ ☑☑☑ 尿路結石は、超音波検査により診断できる。

50 ★★★ ☑☑☑ 上部尿路結石では、カルシウム含有結石が大部分を占める。

51 ★★★ ☑☑☑ 溶連菌感染後の急性糸球体腎炎では、血清学的検査で抗ストレプトリジン-O抗体(ASO)、抗ストレプトキナーゼ抗体(ASK)の上昇が認められる。

52 ★★★ ☑☑☑ 溶連菌感染後の急性糸球体腎炎では、血清補体価のCH$_{50}$値や補体C$_3$値の上昇が認められる。

53 ★★★ ☑☑☑ 溶連菌感染後の急性糸球体腎炎における腎障害は、Ⅲ型アレルギー反応による。

54 ★★★ ☑☑☑ 溶連菌感染後の急性糸球体腎炎における食事は低タンパク、高カロリー、低食塩にする。

55 ★★★ ☑☑☑ 浮腫を認める溶連菌感染後の急性糸球体腎炎では、フロセミド、アムロジピン及びアモキシシリンを投与する。

56 ★★★ ☑☑☑ 急性糸球体腎炎では、B群溶血性レンサ球菌感染が主な発症原因である。

57 ★★★ ☑☑☑ 急性糸球体腎炎では、糸球体濾過値の低下が見られる。

47 ✕ 尿路結石は、男性に好発する。

48 ◯ 尿路結石の主症状は、疼痛と血尿である。

49 ◯ 尿路結石は、CT検査、超音波検査によって診断が行われる。

50 ◯ 上部尿路結石では、シュウ酸カルシウム結石が大部分を占める。男性ホルモンによってシュウ酸の合成が促進されるため、尿路結石は男性に好発する。

51 ◯ 溶連菌感染後の急性糸球体腎炎では、血清学的検査でASO、ASKの上昇が認められる。ASO、ASKは、A群β溶連菌が産生する毒素に対する抗体である。

52 ✕ 溶連菌感染後の急性糸球体腎炎では、溶血性レンサ球菌に対する抗体が産生し、免疫複合体が糸球体基底膜に形成されて炎症を引き起こす（Ⅲ型アレルギー反応）。そのため、補体の活性化が起こり、血中から炎症組織へと移動することから、血清補体価のCH$_{50}$値や補体C$_3$値の低下が認められる。

53 ◯ 溶連菌感染後の急性糸球体腎炎における腎障害は、Ⅲ型アレルギー反応による。

54 ◯ 溶連菌感染後の急性糸球体腎炎における食事は低タンパク、高カロリー、低食塩にする。

55 ◯ 溶連菌感染後の急性糸球体腎炎において、溶連菌に対しては、ペニシリン系であるアモキシシリンが用いられる。浮腫軽減の目的でフロセミドなどのループ利尿薬が用いられ、高血圧症に対しては、アムロジピンなどのCa^{2+}チャネル遮断薬、ACE阻害薬、ARBが用いられる。

56 ✕ 急性糸球体腎炎では、A群β溶血性レンサ球菌感染が主な発症原因である。

57 ◯ 急性糸球体腎炎では、尿素窒素やクレアチニンの上昇、糸球体濾過値の低下、高カリウム血症、血尿、タンパク尿を認める。

第3章　循環器系・血液系・造血器系・泌尿器系・生殖器系の疾患

58 ★★★ ☑☑☑ 急性糸球体腎炎では、血尿を認める。

59 ★★★ ☑☑☑ 急性糸球体腎炎では、ループ利尿薬は禁忌である。

60 ★★★ ☑☑☑ 急性腎盂腎炎の多くは、下部尿路感染を合併する。

61 ★★★ ☑☑☑ 急性腎盂腎炎は、男性よりも女性で発症しやすい。

62 ★★★ ☑☑☑ 慢性腎盂腎炎では、一般に腎萎縮は見られない。

63 ★★★ ☑☑☑ 慢性腎盂腎炎が原因で、慢性腎不全になることはない。

64 ★★★ ☑☑☑ 糖尿病腎症において、糖尿病の治療を行っても腎機能の障害は改善しない。

65 ★★★ ☑☑☑ 糖尿病腎症において、尿細管障害がアルブミン尿の原因である。

66 ★★★ ☑☑☑ レニン-アンジオテンシン系の活性を低下させることにより、腎障害の進行を抑制できる。

67 ★★★ ☑☑☑ IgA腎症は、慢性糸球体腎炎の中で発症率が最も高い疾患である。

68 ★★★ ☑☑☑ IgA腎症では、メサンギウム細胞の減少が見られる。

69 ★★★ ☑☑☑ IgA腎症が原因で、腎不全になることはない。

70 ★★★ ☑☑☑ IgA腎症では、ネフローゼ症候群を合併することが多い。

58 ○ 急性糸球体腎炎では、血清クレアチニンやBUNの上昇、糸球体濾過値の低下、高カリウム血症、血尿、タンパク尿を認める。顕微鏡的血尿を含めると、血尿はほぼすべての患者で見られる。

59 ✕ 急性糸球体腎炎では、浮腫改善の目的でループ利尿薬が用いられる。

60 ○ 急性腎盂腎炎は尿路通過障害者や妊婦などに好発する上部尿路感染症であり、起因菌は大腸菌が最も多い。感染経路は上行性感染で、膀胱炎などの下部尿路感染に続いて起こることが多い。

61 ○ 急性腎盂腎炎は、女性で発症しやすい。女性のほうが肛門と尿道との距離が近く、尿道が短いことで、尿道から大腸菌が侵入しやすいためである。

62 ✕ 慢性腎盂腎炎における画像診断所見では、腎は正常大から萎縮の状態が見られる。

63 ✕ 慢性腎盂腎炎では、腎機能障害が徐々に進行することで、慢性腎不全へ移行することがある。

64 ✕ 糖尿病により、高血糖の状態が続くと、糸球体の毛細血管が傷害される。そのため糖尿病の治療をすることで、腎機能の改善が期待できる。

65 ✕ 糖尿病による糸球体の障害により、糸球体の基底膜が厚くなり、そこから微量のアルブミンが漏れ出すことで微量アルブミン尿となる。糸球体は尿細管ではなく、腎小体の一部である。

66 ○ ACE阻害薬やARBの投与により、レニン-アンジオテンシン系の活性が低下し、糸球体内圧の低下に伴い尿タンパクが減少し、腎保護作用を示す。

67 ○ IgA腎症は、慢性糸球体腎炎の中で発症率が最も高い疾患である。

68 ✕ IgA腎症は、メサンギウム細胞増殖性の腎炎であり、メサンギウム領域にIgA抗体の沈着が見られる。

69 ✕ IgA腎症では、長期的に腎不全をきたすことがある。

70 ✕ IgA腎症では、ネフローゼ症候群を合併することはまれである。

71 ★★★ ☑☑☑ 急性単純性膀胱炎は女性に多く、慢性複雑性膀胱炎は高齢者に多い。

72 ★★★ ☑☑☑ 急性膀胱炎では、急性腎盂腎炎に比較し、悪寒や高熱などの全身症状が強い。

73 ★★★ ☑☑☑ 留置カテーテルなどの異物が尿路にある場合、バイオフィルム形成が起きて、難治性感染症となりやすい。

74 ★★★ ☑☑☑ 慢性腎盂腎炎の原疾患として、尿路結石、先天奇形などによる膀胱尿管逆流がある。

75 ★★★ ☑☑☑ 急性尿路感染症では、尿沈渣に白血球を認めることはまれである。

76 ★★★ ☑☑☑ 前立腺肥大症では前立腺辺縁領域（外腺部分）が肥大し、排尿障害を起こす。

77 ★★★ ☑☑☑ 前立腺肥大症は、前立腺がんへ進展する。

78 ★★★ ☑☑☑ 前立腺特異抗原(PSA)は、前立腺肥大症の確定診断に有用である。

79 ★★★ ☑☑☑ タムスロシンの投与において、起立性低血圧に対する注意が必要である。

71 ◯ 尿路感染症は、尿路基礎疾患の有無で、複雑性と単純性とに分けられる。急性単純性膀胱炎は女性に多く、慢性複雑性膀胱炎は男女問わず高齢者に多い。

72 ✕ 急性腎盂腎炎は急性膀胱炎に比較し、悪寒や高熱などの全身症状が強い。

73 ◯ 留置カテーテルなどの異物が尿路にある場合、バイオフィルム形成が起きて、難治性感染症となりやすい。バイオフィルムとは、微生物の集合体である。

74 ◯ 慢性腎盂腎炎の原疾患として、膀胱炎、尿路結石、先天奇形などによる膀胱尿管逆流がある。

75 ✕ 急性尿路感染症における尿沈渣では、尿中白血球と細菌が認められる。

76 ✕ 前立腺肥大症は、加齢に伴う前立腺の移行領域（内腺部分）の腺腫様過形成が原因となり、排尿障害、残尿感、夜間頻尿、尿閉・尿失禁などをきたす疾患である。前立腺辺縁領域（外腺部分）の腫瘍化が原因になるのは前立腺がんである。

77 ✕ 前立腺肥大症は良性の腫瘍であり、前立腺がんは悪性の腫瘍であるため、それぞれ別の疾患である。ただし、前立腺肥大症と前立腺がんが合併することはある。

78 ✕ 前立腺肥大症では、自覚症状、直腸診にて表面平滑・腫大し弾性硬のある前立腺、PSA・PAP軽度上昇などの所見や、超音波検査により診断される。PSAは、前立腺肥大症と前立腺がんの鑑別には有用であるが、確定診断には用いられない。

79 ◯ タムスロシンは、選択的に前立腺のα_{1A}受容体を遮断することで、前立腺弛緩作用を示し、また、尿道括約筋のα_{1A}受容体を遮断することにより尿道括約筋弛緩作用を示し、前立腺肥大症に伴う排尿障害の改善に用いられる。ただ、血管平滑筋のα_1受容体も遮断してしまうため、起立性低血圧などの副作用に注意が必要である。

第3章　循環器系・血液系・造血器系・泌尿器系・生殖器系の疾患

80 ★★★ ☑☑☑ ブチルスコポラミンは、前立腺肥大症による排尿障害の改善に有用である。

81 ★★★ ☑☑☑ タムスロシンを服用中の患者に対して鼻水の症状があるため、クロルフェニラミンを投与した。

82 ★★★ ☑☑☑ 子宮内膜症は、不妊症の原因の1つである。

83 ★★★ ☑☑☑ 子宮内膜症の主訴は生理痛が多い。

84 ★★★ ☑☑☑ 子宮内膜症では、卵管や卵巣にも病変が発生する。

85 ★★★ ☑☑☑ 子宮内膜症における子宮内膜の増殖は、プロゲステロンにより促進される。

86 ★★★ ☑☑☑ 子宮内膜症では、Gn-RH (LH-RH)アゴニストが治療に用いられる。

87 ★★★ ☑☑☑ 子宮内膜症は、子宮平滑筋が増殖する疾患である。

88 ★★★ ☑☑☑ 子宮内膜症は、エストロゲン非依存性疾患である。

80 ✕ ブチルスコポラミンは、M₃受容体遮断（抗コリン）作用により、消化管運動抑制作用を示す。抗コリン作用による膀胱平滑筋の弛緩により　排尿困難や尿閉を起こし、前立腺肥大症による症状を悪化させる可能性があるため、前立腺肥大症患者には投与禁忌である。

81 ✕ タムスロシンは、前立腺肥大症に伴う排尿障害を改善する薬剤であり、それを服用中ということは前立腺肥大症を患っていると考えられる。クロルフェニラミンは第一世代の抗アレルギー薬であり、抗コリン作用を有しているため、排尿困難、尿閉などが現れ、前立腺肥大症による症状が増悪することがあるため、前立腺肥大症患者には投与禁忌である。

82 ◯ 子宮内膜症は、不妊症の原因の1つである。

83 ◯ 子宮内膜症の主な症状は、生理痛、不妊、性交痛、排便痛、骨盤痛である。

84 ◯ 子宮内膜症は、子宮内膜に類似した組織が子宮外（ダグラス窩、卵管、卵巣、子宮漿膜など）で増殖することで起こる。

85 ✕ 子宮内膜組織は、エストロゲンに依存して増殖するため、20～40歳代の女性に好発する。

86 ◯ 子宮内膜症では、リュープロレリンなどのLH-RHアゴニストが治療に用いられる。LH-RHアゴニストは、頻回投与によりLH-RH受容体を持続的に刺激することで、受容体の脱感作（反応性の低下）及びダウンレギュレーション（受容体数の減少）を引き起こし、性ホルモン（エストロゲン及びアンドロゲン）の分泌を抑制する。

87 ✕ 子宮内膜症とは、子宮内膜に類似した組織が子宮外（ダグラス窩、卵巣、子宮漿膜など）で増殖する疾患である。子宮内膜に類似した組織が子宮平滑筋組織の中にできる疾患を子宮腺筋症という。

88 ✕ 子宮内膜症は、エストロゲン依存性疾患である。

89 子宮内膜症では、下腹部痛、月経痛などの症状がある。

90 子宮内膜症の治療では、Gn-RHアンタゴニストが用いられる。

91 ダナゾール投与により治療を行う際は血栓症に注意が必要である。

89 ○ 子宮内膜症の主な症状は、月経痛、下腹部痛、不妊、性交痛、排便痛、骨盤痛である。

90 × 子宮内膜症の治療では、Gn-RH (LH-RH) アゴニストが用いられる。Gn-RHアンタゴニストにはデガレリクスなどがあり、前立腺がんの治療に用いられる。

91 ○ ダナゾールは、エチステロン誘導体であり、プロゲステロン及びアンドロゲン受容体刺激作用を示すため、子宮内膜症や乳腺症に用いられる。主な副作用に、血栓症、心筋梗塞、劇症肝炎などがある。また、妊娠中の服用で、女性胎児の男性化を招くことがある。

第3章 循環器系・血液系・造血器系・泌尿器系・生殖器系の疾患

Column ファンタスティック4

　ファンタスティック4とは、心不全治療で中心となる、次の4つの薬を指します。

①β受容体遮断薬
②ミネラルコルチコイド受容体遮断薬(MRA)
③アンジオテンシン受容体・ネプリライシン阻害薬(ARNI)
④SGLT2阻害薬

　慢性心不全に対して心筋のβ受容体は、刺激するよりもむしろ、少し遮断したほうが予後がよいことが知られています(心臓に休息を与えるイメージ)。臨床でもビソプロロール(選択的β_1受容体遮断薬)がよく用いられています。

　MRAと聞くと難しく感じますが、要は抗アルドステロン薬です。利尿作用だけでなく、アルドステロンによる心臓への負荷を取り除くことで心不全の予後を改善します。

　ACE阻害薬以上に心不全の予後を改善するサクビトリルバルサルタン(ARNI)が2020年に発売となり、さらに、糖尿病治療薬として発売されたダパグリフロジン(SGLT2阻害薬)が2020年に心不全に対して適応拡大をしました。

　これまでの治療よりも心不全の重症化を予防でき、かつ予後を改善できるという期待から、これら4つの薬は「fantastic four」と呼ばれています。

第4章

呼吸器系・消化器系の疾患

4-1 呼吸器系の疾患

3択

1 気管支喘息の発作治療薬(リリーバー)として用いられる薬物はどれか。

 a カルテオロール

 b フルチカゾン

 c プロカテロール

2 気管支喘息に関する記述のうち、正しいのはどれか。

 a アトピー型では血中好酸球数が増加する。

 b 発作時には気管支が弛緩する。

 c 発作時にはピークフローが増加する。

3 慢性閉塞性肺疾患(COPD)に関する記述のうち、誤っているのはどれか。

 a 右心不全によって悪化する。

 b 病期・重症度は、肺活量により評価する。

 c 抗コリン薬の吸入が有効である。

4 前立腺肥大症を合併しているCOPD患者に用いるべき薬物として、不適切なのはどれか。

 a テオフィリン

 b サルメテロール

 c チオトロピウム

解答　呼吸器系の疾患

1　c　気管支喘息の治療薬は、長期管理薬（コントローラー）と発作治療薬（リリーバー）に分けられる。コントローラーには、フルチカゾンなどの吸入ステロイド薬や、モンテルカストなどのロイコトリエン受容体遮断薬やH_1受容体遮断薬などが用いられる。リリーバーには、プロカテロールなどの短時間作用型β_2受容体刺激薬の吸入やアミノフィリンの静注などが用いられる。カルテオロールは、β受容体遮断薬であり、気管支平滑筋収縮作用によって、喘息症状の誘発・悪化を起こすおそれがあるため、気管支喘息患者には投与禁忌である。

2　a　気管支喘息は、アトピー型（Ⅰ型アレルギーが関与し、小児期に多く、血液中・喀痰中の好酸球が増加）と非アトピー型（喫煙や肥満などが関与し、成人に多い）に分類されるが、現れる症状は同じである。発作時には、気管支が収縮しており、副交感神経が優位になる夜間に発作が多い。ピークフロー値とは、ピークフローメーターによって測定する最大呼気流量であり、気道閉塞の客観的評価に用いられる。発作時にはピークフロー値は低下する。

3　b　COPDは、タバコの煙などの有害物質を長期にわたって吸入することで、不可逆性の気流制限が現れる疾患である。1秒率の70％未満を基準に確定診断が行われ、他にもピークフロー値・SaO_2低下や$PaCO_2$上昇が見られる。薬物療法として、長時間作用型抗コリン薬や長時間作用型β_2受容体刺激薬が用いられ、禁煙指導や、インフルエンザや肺炎球菌ワクチンの接種も増悪予防に有効である。

4　c　COPDの治療には、テオフィリン、サルメテロール、チオトロピウムなどの気管支拡張薬を用いる。チオトロピウムには抗コリン作用があるため、前立腺肥大症患者には投与禁忌である。

5 ★★★ ☑☑☑ テオフィリン服用中の患者において、頭痛・悪心・嘔吐・痙攣の副作用を引き起こすことがある薬剤はどれか。

 a プロベネシド

 b ベンズブロマロン

 c アロプリノール

6 ★★★ ☑☑☑ 間質性肺炎に関する記述のうち誤っているのはどれか。

 a 薬剤性間質性肺炎が起こることがあり、ブレオマイシンやメトトレキサート、アミオダロンなどが代表的である。

 b 炎症反応には乏しく、赤沈・白血球・CRP・KL-6などの検査値は上昇しない。

 c 根本的に有効とされる治療はなく対症療法が基本となる。

7 ★★★ ☑☑☑ 薬剤性間質性肺炎の治療において、誤っているのはどれか。

 a 原因薬物を中止する。

 b ステロイドパルス療法を実施する。

 c ステロイド吸入療法を実施する。

8 ★★★ ☑☑☑ インフルエンザの薬物治療に関する記述のうち、正しいのはどれか。

 a ザナミビルは、B型の患者に有効である。

 b アスピリンは、小児の解熱薬として推奨される。

 c オセルタミビルは、症状発現直後の使用では有効性がない。

9 ★★★ ☑☑☑ 結核に関する記述のうち、正しいのはどれか。

 a 2週間以上持続する高熱が主訴である。

 b 肺に限定した疾患である。

 c 感染経路は飛沫及び飛沫核による経気道感染である。

5　c　キサンチン系薬剤であるテオフィリンは、キサンチンオキシダーゼにより代謝される。アロプリノールは、テオフィリンの代謝酵素であるキサンチンオキシダーゼを阻害し、テオフィリンの血中濃度が上昇するため、併用注意である。プロベネシドとベンズブロマロンは、尿酸排泄促進薬である。

6　b　間質性肺炎では、血沈は亢進し、白血球・CRP・KL-6は上昇する。間質性肺炎は、肺胞上皮細胞の傷害による肺間質の炎症と線維化によって起こる。ブレオマイシン、メトトレキサート、IFN-α、アミオダロン、ゲフィチニブなどにより、薬剤性間質性肺炎をきたすことがある。治療は、対症療法が中心となり、急性増悪に対してはステロイドパルス療法やシクロホスファミドなどが用いられる。

7　c　薬剤性間質性肺炎の治療では、まず原因薬物の中止が必要である。また、症状が急速に増悪する場合、ステロイド薬の点滴注射によるステロイドパルス療法を行う。吸入療法は行わない。

8　a　インフルエンザの治療薬では、ザナミビルなどのノイラミニダーゼ阻害薬は、A型とB型インフルエンザ両方に有効である。アマンタジンはA型インフルエンザのみに有効で、M2タンパク質阻害作用を示し、ウイルスの脱殻を阻害する。オセルタミビルは、ノイラミニダーゼ阻害薬であり、予防及び治療に用いられ、治療の場合は発症後48時間以内に服用する。インフルエンザの小児に解熱薬としてアスピリンを用いると、ライ症候群と呼ばれる悪性脳症に陥る可能性があるため、基本的にはアセトアミノフェンが用いられる。

9　c　結核の主な症状は、2週間以上持続する咳である。感染経路は、結核菌飛沫核の吸入による経気道感染（飛沫感染及び空気感染）である。血行性に全身に感染するため、肺に限定した疾患ではない。

第4章　呼吸器系・消化器系の疾患

正誤

10 ★★★ 結核に関する記述のうち、正しいのはどれか。
- a 空気感染を起こす。
- b 不顕性感染はなく結核菌に暴露されると必ず肺結核を発症する。
- c 治療は抗菌スペクトルを示す単剤を大量に投与する。

11 ★★☆ 気管支喘息では、喀痰中の肥満細胞が増加する。

12 ★★☆ 気管支喘息の発作時は、呼気時間が正常より短い。

13 ★★★ スギ花粉が気管支喘息の原因アレルゲンとして最も多い。

14 ★★☆ 気管支喘息ではアレルゲン吸入後、短時間のうちに1秒率の低下を認める。

15 ★★☆ 気管支喘息患者に対してアセチルコリンを吸入させると、健常人より低濃度で気道収縮が見られる。

16 ★★★ 気管支喘息に用いられるアドレナリンβ₂受容体刺激薬の吸入剤の短時間作用型は、長期管理における基本治療薬である。

17 ★★☆ 気管支喘息の治療に用いられるサルメテロールは長時間作用型である。

18 ★★☆ 気管支喘息に用いられるアドレナリンβ₂受容体刺激薬の吸入剤の短時間作用型は、1回1吸入を基本とし、効果不十分の場合は1時間以上間隔をあけて使用する。

19 ★☆☆ 気管支喘息に用いられるアドレナリンβ₂受容体刺激薬の吸入剤の副作用として、高カリウム血症がある。

10 **a** 結核菌は、空気感染を起こす。空気感染を起こすものは他に麻疹ウイルスと水痘ウイルスがある。結核菌はマクロファージの中でも生存するが、通常の免疫を持つヒトであればT細胞の力を借りてマクロファージに結核菌を閉じ込めることができる。その結果、結核菌感染者の約7割が不顕性感染となる。結核菌は薬剤耐性を持つことが多く、治療の基本は多剤併用療法である。治療期間は6〜9ヶ月が一般的である。

11 **×** 気管支喘息などのⅠ型アレルギーでは、血液中・喀痰中の好酸球が増加する。

12 **×** 気管支喘息の発作時は、呼気時間が正常より延長しており、1秒率は低下している

13 **×** 気管支喘息における原因アレルゲンとしては、ハウスダストやダニなどが多い。スギ花粉が原因となるのは花粉症である。

14 **○** 気管支喘息はⅠ型アレルギー反応、つまり即時型のアレルギー反応であり、アレルゲン吸入後、短時間のうちに1秒率の低下を認める。

15 **○** 気管支喘息患者は、慢性気道炎症により気道過敏症が亢進しているため、アセチルコリンを吸入させると、健常人より低濃度で気道収縮が見られる。

16 **×** 気管支喘息に用いられるβ_2受容体刺激薬の吸入剤の短時間作用型は、発作治療薬(リリーバー)として用いられる。長期管理薬(コントローラー)には、長時間作用型のβ_2受容体刺激薬や吸入ステロイド薬などが用いられる。

17 **○** 気管支喘息の治療に用いられるサルメテロールは長時間作用型であり、コントローラー として用いられる。

18 **×** 気管支喘息に用いられるβ_2受容体刺激薬の吸入剤の短時間作用型の使い方として、たとえばプロカテロールの吸入剤では、成人1回2吸入、小児1回1吸入の用法及び用量を守り、1日4回までとされている。

19 **×** 気管支喘息に用いられるβ_2受容体刺激薬の吸入剤の副作用として、低カリウム血症がある。弱いβ_1受容体刺激作用により、レニン、さらにはアルドステロンが分泌され、その影響によって血中カリウム濃度の低下が起こる。

第4章 呼吸器系・消化器系の疾患

第4章 呼吸器系・消化器系の疾患

20 ★★★ ☑☑☑ 気管支喘息に用いられるアドレナリンβ_2受容体刺激薬の吸入剤の副作用として、振戦がある。

21 ★★★ ☑☑☑ ピークフローメーターは、最大吸気流量を簡便に測定するものであることを説明した。

22 ★★★ ☑☑☑ ピークフロー値は、気道閉塞の状態の客観的な指標なので、毎日測定するように指導した。

23 ★★★ ☑☑☑ ブデソニドのドライパウダー吸入式では、口腔内カンジダ症の発症に対して注意が重要である。

24 ★★★ ☑☑☑ ブデソニドのドライパウダー吸入式を単剤処方されている気管支喘息患者は、重症喘息症状が持続していると考えられる。

25 ★★★ ☑☑☑ ブデソニドのドライパウダー吸入式の単剤処方されている気管支喘息患者でステロイド薬の投与経路を、吸入から内服に変更することにより減量できる。

26 ★★★ ☑☑☑ 喘息発作時には、ロイコトリエン受容体拮抗薬が著効する。

27 ★★★ ☑☑☑ 気管支喘息患者に対して、インフルエンザ予防のためのワクチン接種は推奨されない。

28 ★★★ ☑☑☑ チオトロピウムが処方された患者に対して、前立腺肥大症があるかを確認する。

29 ★★★ ☑☑☑ 口腔内カンジダ症予防のため、チオトロピウムの吸入後はよくうがいをするよう患者に伝える。

30 ★★★ ☑☑☑ フドステインの併用により、チオトロピウムの作用が増強するおそれがあることを患者に伝える。

20	○	気管支喘息に用いられる β_2 受容体刺激薬の吸入剤の副作用として、振戦がある。
21	×	ピークフローメーターは、最大呼気流量 (ピークフロー値) を簡便に測定するものである。
22	○	ピークフロー値は、気道閉塞の状態を示すものであり、1日数回測定することで、重症度や治療のモニタリングなどに用いられる。
23	○	ブデソニドのドライパウダー吸入式では、口腔内カンジダ症の発症に対して注意が重要である。そのため、吸入後には必ずうがいをする。
24	×	気管支喘息に対して、ステロイド薬の単剤処方のみのため軽度の症状であると考えられる。重症の場合は、 β_2 受容体刺激薬などのリリーバー が併用される。
25	×	気管支喘息における治療で、吸入ステロイド薬は直接肺胞に有効成分を届けられるため少量で効果を発揮する。内服に変更したからといって、減量ができるわけではない。
26	×	ロイコトリエン受容体拮抗薬は、気管支喘息のコントローラーとして用いられる。
27	×	インフルエンザは、気管支喘息症状の誘発や悪化を招くことがあるため、気管支喘息患者はインフルエンザワクチンの接種が推奨されている。
28	○	チオトロピウムは、抗コリン作用により、さらに尿を出にくくすることがあるため、前立腺肥大症などによる排尿障害のある患者には投与禁忌である。
29	×	チオトロピウムではうがいの必要はない。うがいが必要になるのは、口腔内カンジダ症や嗄声が副作用となる、吸入ステロイド薬である。
30	×	フドステインは、杯細胞の過形成抑制作用により、去痰薬として用いられる。フドステインには他剤との相互作用は報告されていない。

31 ★★★ ☑☑☑ 喫煙者はチオトロピウムの作用が増強するおそれがあることを患者に伝える。

32 ★★★ ☑☑☑ チオトロピウムの副作用として、口渇が現れることがあることを患者に伝える。

33 ★★★ ☑☑☑ フドステインは去痰の目的に用いられる。

34 ★★★ ☑☑☑ 慢性閉塞性肺疾患(COPD)は、気管支喘息と異なり、禁煙は治療に影響を与えない。

35 ★★★ ☑☑☑ 慢性閉塞性肺疾患(COPD)では、病状が増悪するので、インフルエンザワクチン接種は禁忌である。

36 ★★★ ☑☑☑ テオフィリンにより、尿閉の副作用が出やすいので注意が必要である。

37 ★★★ ☑☑☑ チオトロピウム吸入、テオフィリン服用中の慢性閉塞性肺疾患(COPD)において症状の改善が見られなければ、サルメテロールの追加を考慮する。

38 ★★★ ☑☑☑ シクレソニド吸入は、喘息発作時に使用するリリーバーである。

39 ★★★ ☑☑☑ 慢性閉塞性肺疾患(COPD)は、可逆性の換気障害が特徴的である。

40 ★★★ ☑☑☑ 50％≦%1秒量(FEV)＜80％の場合、慢性閉塞性肺疾患(COPD)の病期はⅡ期中等症である。

41 ★★★ ☑☑☑ チオトロピウム吸入を使用するにあたって、排尿障害があるか否かを確認する必要がある。

31 ✕ 喫煙によりチオトロピウムの作用が増強することは報告されていない。喫煙により、CYP1A2が誘導されるため、テオフィリンの血中濃度が低下することが報告されている。

32 ◯ チオトロピウムは抗コリン薬であり、口渇、便秘、尿閉などの副作用に注意する必要がある。

33 ◯ フドステインは、杯細胞の過形成抑制作用により、去痰薬として用いられる。

34 ✕ COPDの主な原因は喫煙であり、治療において禁煙は有効である。

35 ✕ COPDでは、インフルエンザや肺炎の罹患により症状が増悪することがあるので、これらのワクチン接種は推奨される。

36 ✕ テオフィリンの主な副作用は、痙攣や意識障害などがあり、尿閉などの副作用の報告はない。尿閉などの副作用がでる薬剤は抗コリン作用を持つ薬剤である。

37 ◯ サルメテロールは、長時間作用型β_2受容体刺激薬であり、気管支喘息やCOPDのコントローラーとして用いられる。

38 ✕ シクレソニドは、ステロイド薬でありコントローラーとして用いられる。発作時に用いられるのは、短時間作用型β_2受容体刺激薬などのリリーバーである。

39 ✕ COPDは、タバコの煙などの有害物質を長期にわたって吸入することで、不可逆性の換気障害が起こる疾患である。

40 ◯ COPDの病期は、Ⅰ期(軽度):%$FEV_1 \geqq 80\%$、Ⅱ期(中度):$50\% \leqq \%FEV_1 < 80\%$、Ⅲ期(高度):$30\% \leqq \%FEV_1 < 50\%$、Ⅳ期(極めて高度):%$FEV_1 < 30\%$に分類される。

41 ◯ チオトロピウムは抗コリン薬であり、口渇、便秘、尿閉などの副作用に注意する必要がある。

42 ★★★ ☑☑☑ 慢性閉塞性肺疾患（COPD）患者では、感染の重症化を防ぐため、インフルエンザワクチン及び肺炎球菌ワクチンを年1回、接種するように指導する。

43 ★★★ ☑☑☑ 慢性閉塞性肺疾患（COPD）患者で、動脈血酸素分圧（PaO_2）が75Torrだった場合、在宅酸素療法（HOT）の適応となる。

44 ★★★ ☑☑☑ 慢性閉塞性肺疾患（COPD）では、胸部聴診にて捻髪音が聴取される。

45 ★★★ ☑☑☑ 慢性閉塞性肺疾患（COPD）では、重症化すると高炭酸ガス血症を呈しやすい。

46 ★★★ ☑☑☑ 慢性閉塞性肺疾患（COPD）では、1秒率（FEV1.0/FVC）が70％未満である。

47 ★★★ ☑☑☑ 慢性閉塞性肺疾患（COPD）では、代謝性アルカローシスを呈しやすい。

48 ★★★ ☑☑☑ 慢性閉塞性肺疾患（COPD）では、シアル化糖鎖抗原KL-6が上昇する。

49 ★★★ ☑☑☑ チオトロピウム投薬患者に対して、閉塞隅角緑内障でないことを確認した。

50 ★★★ ☑☑☑ チオトロピウム吸入投薬患者に対して口腔内カンジダ症予防のため、吸入後にうがいをするよう説明した。

42 ✕ 65歳以上の高齢者やCOPD患者では、感染症の重症化を防ぐために、**インフルエンザワクチン及び肺炎球菌ワクチン**の接種が推奨されている。**インフルエンザワクチンは1年に1回**であるが、**肺炎球菌ワクチン**(効果の継続が5年程度)は、該当する年度に65歳・70歳・75歳・80歳・85歳・90歳・95歳・100歳の人と、60歳から65歳未満の方で心臓や呼吸器などに障害がある人、AIDS患者には接種が推奨されている。

43 ✕ HOTは、次のいずれかの患者に適応となる。①PaO_2が**55Torr** (mmHg)以下の患者。②PaO_2が**60Torr** (mmHg)以下で、睡眠時または**運動負荷時**に著しい**低酸素血症**をきたす患者。

44 ✕ 捻髪音とは、異常呼吸音の**断続性ラ音**の1つであり、チリチリ・バリバリといったような音が聞こえ、**間質性肺炎、肺線維症**などで認められる。COPDでは、**連続性ラ音**(いびき音や笛声音)などが認められる。

45 ◯ COPDでは、重症化すると**高炭酸ガス血症**を呈しやすい。高炭酸ガス血症は、肺胞の換気能低下により、体内のCO_2が排出できずに溜まってしまうことにより起こる。

46 ◯ COPDでは、1秒率(FEV1.0/FVC)が**70%未満**である。

47 ✕ COPDでは、呼吸数・呼吸量の減少(低換気状態)が起きているため、**呼吸性アシドーシス**を呈しやすい。

48 ✕ シアル化糖鎖抗原KL-6は、**間質性肺炎**において上昇が認められる。KL-6は、肺のII型肺胞上皮細胞、呼吸細気管支上皮細胞、膵管、乳管などの腺細胞で産生されている。間質性肺炎では炎症に伴って、II型肺胞上皮細胞の障害や再生により、KL-6が過剰産生され血中濃度が上昇する。

49 ◯ チオトロピウムには、**抗コリン作用**があるため、**閉塞隅角緑内障**患者には禁忌である。

50 ✕ 吸入後に口腔内カンジダ症や嗄声などの副作用予防のために、うがいが必要な吸入剤は、**ステロイド薬**である。チオトロピウムでは、うがいの必要はない。

51 ★★★ ☑☑☑ 慢性閉塞性肺疾患(COPD)の急性増悪時には、チオトロピウム吸入剤を頓用で使用するよう説明した。

52 ★★★ ☑☑☑ 喫煙により、テオフィリンの血中濃度は上昇する。

53 ★★★ ☑☑☑ テオフィリンによる赤色尿は心配ないことを説明した。

54 ★★★ ☑☑☑ 間質性肺炎は、肺胞隔壁を主な病変部位とする炎症性疾患である。

55 ★★★ ☑☑☑ 間質性肺炎は、特発性と二次性に分類され、シアル化糖鎖抗原KL-6上昇は特発性に特徴的である。

56 ★★★ ☑☑☑ 間質性肺炎は、肺がんなどの放射線治療に合併することがある。

57 ★★★ ☑☑☑ 間質性肺炎では、CTにて、両側肺に広範囲のすりガラス状陰影を認める。

58 ★★★ ☑☑☑ 関節リウマチでは、ほとんどの患者で間質性肺炎を合併する。

59 ★★★ ☑☑☑ 特発性間質性肺炎では、湿性咳が主な症状である。

60 ★★★ ☑☑☑ インフルエンザウイルスは、A、B、Cの3つの型に分類され、いずれもヒトに感染して典型的なインフルエンザ症状を発症させる。

61 ★★★ ☑☑☑ インフルエンザによる死亡率が最も高い年代は、15歳以下の子供である。

62 ★★★ ☑☑☑ インフルエンザの迅速診断には、鼻腔・咽頭拭い液を用いた酵素免疫測定法が用いられる。

51 ✗ チオトロピウム吸入は、長時間作用型の抗コリン薬であり、1日1回で用いる。そのため、急性増悪時には用いられない。

52 ✗ 喫煙により、CYP1A2が誘導されるため、テオフィリンの血中濃度が低下することが報告されている。そのため、喫煙中のテオフィリン服用患者が禁煙する場合は、テオフィリンの作用が強くなる可能性があるため、副作用に注意が必要である。

53 ✗ テオフィリンの副作用に横紋筋融解症がある。テオフィリンの服用中に、筋肉痛、赤色尿(ミオグロビン尿)、疲労感、筋力低下、CKの上昇などの症状が見られた場合には、投与を中止し、適切な対応を行う。

54 ○ 間質性肺炎は、肺胞隔壁(肺間質)に炎症や線維化をきたす炎症性疾患である。

55 ✗ 間質性肺炎は、原因不明の特発性と、関節リウマチ、薬剤、放射線、感染症などが原因となる二次性に分類される。KL-6は、特発性、二次性どちらでも上昇が見られる。

56 ○ 間質性肺炎には、関節リウマチ、薬剤、放射線、感染症などが原因となる二次性間質性肺炎がある。

57 ○ 間質性肺炎では、CTやレントゲンで肺のすりガラス状陰影が認められる。

58 ✗ 関節リウマチに伴い間質性肺炎を発症することはあるが、ほとんどということはない。また、関節リウマチ治療薬のメトトレキサートの副作用においても間質性肺炎が起こることがある。

59 ✗ 間質性肺炎の主な症状は、乾性咳、労作性呼吸困難、ばち指などである。

60 ✗ インフルエンザウイルスは、A、B、Cの3つの型に分類される。A型とB型は、感染により典型的な発熱(38℃以上)、倦怠感、頭痛、筋肉・関節痛などのインフルエンザ症状を発症させる。C型に感染すると、軽度の上気道炎が見られる。

61 ✗ インフルエンザによる死亡率が高いのは、肺炎を合併するリスクが高い高齢者である。

62 ○ インフルエンザのA型・B型の迅速診断では、鼻腔・咽頭拭い液を用いた酵素免疫測定法が行われる(C型の迅速診断はない)。

第4章　呼吸器系・消化器系の疾患

63 ★★★ インフルエンザを発症した小児の解熱には、アセトアミノフェンは推奨されない。

64 ★★★ 慢性呼吸器疾患などのハイリスク患者にはオセルタミビルのインフルエンザの予防内服が認められている。

65 ★★★ インフルエンザの迅速検査としてイムノクロマト法によるインフルエンザ抗原の検出がある。

66 ★★★ インフルエンザの診断が確定されたら、速やかにインフルエンザワクチンを投与する。

67 ★★★ インフルエンザの解熱をさせるために非ステロイド性抗炎症薬（NSAIDs）をただちに使用する。

68 ★★★ インフルエンザ罹患中に人と接するときは、マスク着用を推奨する。

69 ★★★ インフルエンザに感染しても解熱したら、すぐに学校に登校可能である。

70 ★★★ アマンタジンは、B型インフルエンザウイルスのM2タンパク質を阻害し、脱殻を抑制する。

71 ★★★ オセルタミビルは、感染細胞内で形成されたウイルス粒子が細胞から遊離する際に働くノイラミニダーゼを阻害することで、インフルエンザウイルスの増殖を抑制する。

72 ★★★ チペピジンは、気管支平滑筋のアドレナリンβ_2受容体を刺激することで咳を鎮める。

63 × インフルエンザを発症した小児の解熱には、アセトアミノフェンが推奨される。インフルエンザの解熱にアスピリンなどのNSAIDsを用いると、ライ症候群と呼ばれる急性脳症を引き起こす可能性があるため、推奨されない。

64 ○ オセルタミビルは、A型またはB型インフルエンザウイルス感染症及びその予防に用いられる。予防は原則として、インフルエンザウイルス感染症を発症している患者の同居家族または共同生活者である高齢者（65歳以上）、慢性呼吸器疾患または慢性心疾患患者、代謝性疾患患者（糖尿病など）、腎機能障害患者が対象となる。

65 ○ インフルエンザの迅速検査としてイムノクロマト法によるインフルエンザ抗原の検出がある。イムノクロマト法とは、抗原抗体反応を利用した迅速検査である。

66 × インフルエンザ様症状の発現から48時間以内にインフルエンザ治療薬の投与を開始することとされている。インフルエンザワクチンは、予防に効果があるため、発症後の接種は推奨されていない。

67 × インフルエンザに対してNSAIDsを用いると、急性脳症であるライ症候群のリスクが高まるため、インフルエンザにおける解熱にはアセトアミノフェンの投与が推奨される。

68 ○ インフルエンザは、飛沫・接触感染を起こすため、咳などの飛沫から感染を防ぐために、マスクの着用が推奨される。

69 × インフルエンザ（新型インフルエンザ・鳥インフルエンザなどを除く）の出席停止期間は、発症した後5日を経過し、かつ、解熱した後2日（幼児にあっては3日）を経過するまでとされている。

70 × アマンタジンは、A型インフルエンザウイルスのM2タンパク質を阻害し、脱殻を抑制する。

71 ○ オセルタミビルは、感染細胞内で形成されたウイルス粒子が細胞から遊離する際に働くノイラミニダーゼを阻害することで、インフルエンザウイルスの増殖を抑制する。

72 × チペピジンは、延髄咳中枢を抑制することで咳を鎮める。また、気管支腺分泌や線毛運動の促進による去痰作用も示す。

73 ★★★ ☑☑☑ カルボシステインは、痰中のフコムチンを減少させシアロムチンを増加させることで痰の排出を促進する。

74 ★★★ ☑☑☑ アセトアミノフェンは、ホスホリパーゼA2を阻害することでインフルエンザによる発熱を改善する。

75 ★★★ ☑☑☑ 肺結核の我が国における罹患率は、高年齢層に比べて低年齢層において高い。

76 ★★★ ☑☑☑ 肺結核は、患者の衣類、寝具及び食器を介して感染する。

77 ★★★ ☑☑☑ イソニアジドは、リファンピシンとの併用により重篤な肝障害を起こすことがある。

78 ★★★ ☑☑☑ エタンブトールは、視力低下、中心暗点、視野狭窄などの視力障害を起こすことがある。

79 ★★★ ☑☑☑ 結核菌は接触感染によって伝搬する。

80 ★★★ ☑☑☑ 肺結核は血痰の有無により、他の呼吸器感染症と鑑別できる。

81 ★★★ ☑☑☑ 飲み忘れなど不規則な抗結核薬の服用は、結核菌が薬剤耐性を獲得する原因となる。

82 ★★★ ☑☑☑ エタンブトールの投与により視力障害が出た場合は、いったん中止し、視力が回復したら再開する。

73 ○ カルボシステインは、痰中のフコムチン（フコース）を減少させシアロムチン（シアル酸）を増加させることで痰の排出を促進する。

74 × アセトアミノフェンは、COX阻害作用はほとんどなく、視床下部の体温調節中枢に作用して皮膚血管を拡張することで熱を放散し、解熱作用を示す。

75 × 肺結核の我が国における罹患率は、高年齢層において高い。

76 × 肺結核は、結核菌飛沫核の吸入による経気道感染（飛沫感染及び空気感染）により発症する。

77 ○ リファンピシンの肝薬物代謝酵素誘導作用により、イソニアジドの代謝が促進され、肝毒性を有する代謝物の産生が増加するため、重篤な肝障害を起こすことがある。とはいえ、結核の治療のために両薬剤は多くのケースで併用する。

78 ○ エタンブトールは重篤な副作用として、視力低下、中心暗点、視野狭窄などの視力障害を起こすことがある。

79 × 肺結核は、結核菌飛沫核の吸入による経気道感染（飛沫感染及び空気感染）により発症する。

80 × 肺結核の主な症状は、咳、痰、血痰、発熱、呼吸困難、全身倦怠感などである。2週間以上咳が続く場合は結核を疑う。ただし、これらの症状は肺がんや肺真菌症などでも見られ、症状による鑑別は難しい。肺結核の診断では、X線検査、喀痰塗抹検査、ツベルクリン反応、IFN-γ遊離試験などが用いられる。

81 ○ 結核治療では、患者の飲み忘れなどによる不適切な服薬による耐性菌の出現を防ぐために、WHOはDOTS（医療従事者の目の前で服薬させる）を推奨している。

82 × エタンブトールの投与により、視神経障害による視力低下、中心暗点、視野狭窄、色覚異常などの視力障害が現れ、発見が遅れ高度に進行すると不可逆的になることがある。エタンブトール投与中は、視力検査などを定期的に行い、異常が認められた場合には投与を中止する。再投与は控えるべきである。

83 リファンピシンを服用時に、唾液や涙液が橙赤色になることがある。

4-2　消化器系の疾患

1 以下の胃潰瘍治療薬のうち、高プロラクチン血症を起こす危険性のある薬物はどれか。

    a　ミソプロストール

    b　スルピリド

    c　スクラルファート

2 ヘリコバクター・ピロリの除菌治療に用いられない薬物はどれか。

    a　プロトンポンプ阻害薬(PPI)

    b　メトロニダゾール

    c　H_2受容体遮断薬

3 透析患者において、ゲファルナートの代替薬として用いる場合、最も適切な薬剤はどれか。

    a　ロペラミド

    b　セトラキサート

    c　乾燥水酸化アルミニウムゲル

4 消化性潰瘍の疫学の説明として、正しいのはどれか。

    a　胃潰瘍は40歳代以上に多い。

    b　十二指腸潰瘍は小腸に近い部分に発現しやすい。

    c　胃潰瘍は空腹時に痛みが強く現れる。

83 ○ リファンピシン及び、その代謝物により、尿、便、唾液、痰、汗、涙液が橙赤色などに着色する。なお、血清も同様の着色を示す。また、ソフトコンタクトレンズが変色することもある。

解答　消化器系の疾患

1 **b** スルピリドは、D_2受容体遮断作用により、アセチルコリンの遊離促進による消化管運動促進作用を示し、低用量で消化性潰瘍に用いられるが、高プロラクチン血症を起こすことがある。ミソプロストールは、PGE_1受容体刺激により、粘膜保護作用や粘膜血流増加作用を示す。スクラルファートは、消化器の潰瘍部と結合することで、粘膜保護作用を示す。

2 **c** ピロリ菌の一次除菌として、PPI、アモキシシリン、クラリスロマイシンを1週間投与する3剤併用療法が第一選択となる。二次除菌としては、クラリスロマイシンをメトロニダゾールに変えて、3剤併用療法を行う。H_2受容体遮断薬は使用されない。

3 **b** ゲファルナートとセトラキサートは、胃粘膜のPGE_2、PGI_2の合成を促進することで、粘膜保護作用や粘膜血流増加作用を示す。ロペラミドは、オピオイドμ受容体刺激によりアセチルコリンの遊離を抑制し、止瀉作用を示す。乾燥水酸化アルミニウムゲルは、胃酸を中和することにより制酸作用を示すが、アルミニウム含有製剤であるため、透析患者へは投与禁忌である。

4 **a** 胃潰瘍は40歳代以上に多く性差はない。十二指腸潰瘍は男性の若者(20〜40歳代)に多い。十二指腸潰瘍は胃の幽門を出てすぐの十二指腸球部に多く見られる。胃潰瘍は胃体部小弯、特に胃角部に多い。胃潰瘍は防御因子の弱体化が主な発症原因であり、飲食物により胃粘膜が直接刺激されるため、食後に痛みが強く現れることが多い。逆に十二指腸潰瘍は攻撃因子の増強が主な発症原因であり、空腹時には飲食物で薄められていない胃液が十二指腸を刺激し、痛みが強く現れることが多い。

第4章　呼吸器系・消化器系の疾患

5 ★★☆ ☑☑☑　胃潰瘍の患者に見られる少量の吐血の特徴はどれか。
- a　泡沫状
- b　アンモニア臭
- c　コーヒー残渣様

6 ★★★ ☑☑☑　菌交代現象による偽膜性大腸炎の代表的な起因菌はどれか。
- a　肝炎レンサ球菌
- b　クロストリジウム・ディフィシル
- c　コレラ菌

7 ★★★ ☑☑☑　クローン病についての記述のうち正しいのはどれか。
- a　消化管全体を侵す原因不明の病変であり、病変は粘膜でとどまることが多い。
- b　典型的な症状としては、腹痛、下痢、発熱などが挙げられる。
- c　治療の第一選択は薬物療法であり、プレドニゾロンやメサラジンが用いられる。

8 ★★☆ ☑☑☑　潰瘍性大腸炎の特徴で誤っているのはどれか。
- a　直腸に好発する。
- b　縦走潰瘍が特徴である。
- c　大腸がんの危険因子である。

9 ★★★ ☑☑☑　ウイルス性肝炎に関する記述のうち、最も適切なのはどれか。
- a　A型は多くが慢性化する。
- b　C型は血液感染を起こす。
- c　B型はRNAウイルスが原因である。

5 **c** 胃潰瘍で見られる吐血は、胃酸の影響で血中のヘモグロビンが塩酸ヘマチンへ変化することで、コーヒーの残渣のような色を示す。

6 **a** 偽膜性大腸炎は、抗菌薬による菌交代現象でクロストリジウム・ディフィシル（CD）が増殖し、CDが産生する毒素によって引き起こされる。菌交代現象とは、抗菌薬の使用により腸内常在細菌叢のバランスが乱れ、それらによって抑圧されていた別の細菌（CDなど）の異常増殖が起こることをいう。

7 **b** クローン病は回腸・盲腸付近に好発するが、消化管全体を侵す疾患である。病変は粘膜層にとどまらず、粘膜下層や固有筋層にまで及ぶ。主な症状として、腹痛（回盲部痛）、慢性下痢、発熱、肛門部病変（痔瘻）が四大症状である。クローン病治療の第一選択は栄養療法であり、経腸成分栄養法や中心静脈栄養法を行う。第二選択は薬物療法であり、プレドニゾロンやメサラジン、生物学的製剤が用いられる。

8 **b** 潰瘍性大腸炎は、若年層に好発し、性差はない。びらんや浅い潰瘍（粘膜、粘膜下層に限られる）を伴う原因不明の大腸のびまん性非特異性炎症である。病変は、直腸から連続的に進展し、大腸全体に及ぶ。縦走潰瘍は、クローン病の特徴である。

9 **b** 主にウイルス性肝炎は、A、B、C型に分類される。A型は、RNAウイルスによって引き起こされ、経口感染するがほとんどが自然治癒して慢性化しない。B型は、DNAウイルスによって引き起こされ、水平感染（性行為、針刺し事故など）・垂直感染（母子感染）するが、多くが自然治癒し、一部で慢性化が起きる。C型は、RNAウイルスによって引き起こされ、血液感染（針刺し事故など）し、ウイルス性肝炎の中で最も慢性化しやすい。

第4章 呼吸器系・消化器系の疾患

10 HBc抗体陽性患者に対して、アザチオプリンを投与する場合、再活性化に注意すべきウイルスはどれか。
- a　単純ヘルペスウイルス
- b　B型肝炎ウイルス
- c　C型肝炎ウイルス

11 肝臓のタンパク質合成能の指標となるのはどれか。
- a　アルカリホスファターゼ（ALP）
- b　コリンエステラーゼ（ChE）
- c　γ-グルタミルトランスペプチダーゼ（γ-GTP）

12 肝硬変で見られる検査所見で誤っているのはどれか。
- a　血小板増多
- b　血清アルブミン値低下
- c　血中アンモニア値上昇

13 肝硬変で羽ばたき振戦がある患者に対する食事で適切なのはどれか。
- a　高タンパク食
- b　高脂肪食
- c　塩分制限食

14 肝性脳症の直接的原因はどれか。
- a　尿酸
- b　アンモニア
- c　ビリルビン

10 **b** アザチオプリンは、臓器移植などの免疫抑制剤として用いられているが、ステロイド薬で治療中のクローン病の寛解導入及び寛解維持並びにステロイド薬で治療中の潰瘍性大腸炎の寛解維持にも用いられる。免疫抑制剤を投与されたB型肝炎ウイルスキャリアの患者において、B型肝炎ウイルスの再活性化による肝炎が現れることがある。本問では、HBc抗体が陽性であるため、B型肝炎ウイルスの再活性化に注意が必要である。

11 **b** ChEは、肝臓で合成されるタンパク質であり、肝臓のタンパク質合成能の指標となる。ALPは、肝臓、心臓、腸粘膜、骨などで合成が行われており、胆汁うっ血、肝機能の低下、骨疾患などの指標となる。γ-GTPは、肝臓、腎臓、膵臓などに存在し、肝臓・胆道障害の指標となる。

12 **a** 肝硬変では、肝臓の慢性的な炎症により、肝細胞の破壊と再生が繰り返され、肝臓の線維化が生じている。そのため、血液の肝臓への流入が停滞し、門脈の圧力が上昇するため、門脈とつながる様々な部位で障害が現れる。脾臓では血小板の破壊が亢進し、血小板数が低下する。また、肝におけるタンパク合成能は低下するため、血清アルブミン値が低下する。その他、肝機能の低下によって、アンモニアが分解されず、血中アンモニア値が上昇し、肝性脳症の原因となる。

13 **c** 肝硬変の進行により、肝性脳症を発症することがある。羽ばたき振戦は、肝性脳症に特徴的な症状であり、高タンパク食は肝性脳症の原因となるアンモニアの濃度を高めるおそれがあるため控える。また、胆汁の生成低下などもあり、消化のよい食事が推奨されており、高脂肪食も控えるべきである。塩分を多く摂取すると、体内の細胞間質液が増加し、浮腫や腹水貯留を助長させてしまうため、塩分制限が有効である。

14 **b** 通常、アンモニアは肝臓で尿素へと代謝されるが、肝硬変などの重篤な肝障害がある場合ではこの代謝に困難が生じ、血中アンモニア濃度の上昇が起こる。肝性脳症は、このアンモニアが中枢神経に作用することで起こる。

第4章　呼吸器系・消化器系の疾患

15 肝性脳症に関連する症状のうち、<u>誤っている</u>のはどれか。
    a　黄疸
    b　高アンモニア血症
    c　羽ばたき振戦

16 56歳女性。夕食後に上腹部に不快感を生じていたが、突然心窩部から右側腹部にかけて激しい痛みが起こった。痛みは数時間で自然に消失した。この患者の治療薬として、ウルソデオキシコール酸が処方された。この症例と処方薬から推察される疾患はどれか。
    a　虫垂炎
    b　急性膵炎
    c　胆石症

17 急性胆管炎に関する記述のうち、正しいのはどれか。
    a　左下腹部に痛みを生じる。
    b　血清アルカリフォスファターゼ（ALP）活性が上昇する。
    c　血中間接ビリルビン値が上昇する。

18 急性膵炎に関する記述のうち<u>誤っている</u>のはどれか。
    a　成因はアルコール性より胆石性が多い。
    b　重症度判定には造影CTが重要である。
    c　初発症状は上腹部痛である。

19 急性膵炎の診断に有用な血液検査値はどれか。
    a　C反応性タンパク（CRP）濃度
    b　乳酸脱水素酵素（LDH）活性
    c　リパーゼ活性

15 **a** 通常、アンモニアは肝臓で尿素へと代謝されるが、肝硬変など
の重篤な肝障害がある場合ではこの代謝に困難が生じ、血中ア
ンモニア濃度の上昇が起こる。肝性脳症は、このアンモニアが
中枢神経に作用することで起こる。肝性脳症の特徴的な症状に
羽ばたき振戦がある。なお、肝硬変などの肝障害において、血
中ビリルビン濃度の上昇により黄疸を起こすが、肝性脳症によ
る症状とはいえない。

16 **c** 胆石症は、中高年以上の肥満傾向の者に好発する。胆汁成分の
一部が結晶化し、胆石を形成することで起こり、無症状のこと
も多いが、典型的な症状は食後の右季肋部痛である。ウルソデ
オキシコール酸を外殻石灰化を認めないコレステロール系胆石
の溶解に用いる場合は通常、成人1日600mgを3回に分割経口
投与する。虫垂炎は10〜20歳代に好発し、主な症状は、初期
には心窩部痛、食欲不振、悪心、嘔吐、進行期には右下腹部痛
などである。急性膵炎の主な症状は、持続的かつ猛烈な上腹部・
背部痛、悪心・嘔吐、発熱、食欲不振である。

17 **b** 急性胆管炎は、シャルコーの三徴(発熱、右季肋部痛、黄疸)な
どをきたし、血清ALP、γ-GTP、AST、ALT、直接ビリルビン
値の上昇が認められる。

18 **a** 急性膵炎は、アルコールが原因になることが最も多く、男性に
好発する。胆石症によって急性膵炎が誘発されることもある。
主な症状は、持続的かつ猛烈な上腹部・背部痛、悪心・嘔吐、
発熱、食欲不振などがあり、初発症状は上腹部痛である。重要
度の判定には、造影CTが重要である。

19 **c** 急性膵炎では、膵臓から分泌されるアミラーゼ、リパーゼ、ト
リプシンの血液検査値の上昇が見られる。CRPは、臓器や部位
を問わない急性炎症のマーカーである。LDHは、心臓・肝臓・
腎臓・骨格筋などの細胞内に含まれており、これらの損傷によ
り血中への漏出が起こるため、血液検査値が上昇する。

第4章 呼吸器系・消化器系の疾患

20 ★★★ 慢性膵炎患者の食事療法で制限が必要なのはどれか。
- a　糖質
- b　脂質
- c　タンパク質

21 ★★★ ヘリコバクター・ピロリ菌の初感染は、幼少期に多い。

22 ★★★ 痛みを訴えない無症候性の胃潰瘍は、ほとんど見られない。

23 ★★★ 我が国では、胃潰瘍患者の多くが、ヘリコバクター・ピロリ菌の感染者である。

24 ★★★ ヘリコバクター・ピロリ菌にはクラリスロマイシン耐性のものがある。

25 ★★★ ヘリコバクター・ピロリ菌の除菌に成功すれば、再発はない。

26 ★★★ 逆流性食道炎は、下部食道括約筋の収縮により、胃酸が逆流することにより発症する。

27 ★★★ 逆流性食道炎において、内視鏡検査で食道に炎症やびらんが認められる。

28 ★★★ 逆流性食道炎患者に対して、Ca^{2+}チャネル遮断薬を併用するとより症状が改善する。

29 ★★★ 逆流性食道炎患者に対して、プロトンポンプ阻害薬(PPI)とモサプリドが処方され、2ヶ月ほどで軽快した。再発防止のため、この2剤を継続する必要がある。

30 ★★★ 逆流性食道炎において、薬物療法に加えて禁煙や体重の減量などの生活指導が奏功する。

20	b	慢性膵炎の食事療法では、脂質の制限が必要となることが多い。脂質の摂取により、膵液の分泌が特に亢進され、疼痛を引き起こす原因となる。赤字を気にするあまり、糖質やタンパク質、ビタミンなど他の栄養素の摂取が疎かにならないようにも注意する。
21	○	ヘリコバクター・ピロリ菌の感染は経口感染が多く、初感染は、幼少期に多い。
22	×	胃潰瘍は、十二指腸潰瘍に比べると自覚症状がまったくない場合があり、検査で偶然発見されるケースもある。
23	○	我が国では、胃潰瘍患者の多くが、ヘリコバクター・ピロリ菌の感染者である。
24	○	ヘリコバクター・ピロリ菌にはクラリスロマイシン耐性のものがある。そのため、PPI、アモキシシリン、クラリスロマイシンによる一次除菌がうまくいかない場合は、クラリスロマイシンをメトロニダゾールに変え、PPI、アモキシシリンと合わせた3剤併用療法が行われる。
25	×	ヘリコバクター・ピロリ菌の除菌に成功した場合でも、まれに再発することがある。
26	×	逆流性食道炎は、下部食道括約筋の弛緩、蠕動運動低下、胃酸分泌過多などが原因で、胃酸が逆流することで発症する。
27	○	逆流性食道炎において、内視鏡検査で食道に炎症やびらんが認められる。
28	×	Ca^{2+}チャネル遮断薬は、血管平滑筋弛緩作用に加え、下部食道括約筋の弛緩も招くため、逆流性食道炎の症状が悪化する可能性がある。
29	×	PPIを逆流性食道炎に用いる場合には6週間の投与制限があり、また、モサプリドは副作用による肝機能障害を避けるため長期に渡って漫然と投与しないこととされている。
30	○	逆流性食道炎は、肥満、脂肪の多い食事、食べ過ぎ、タバコなども原因となるため、治療において体重の減量、禁煙、食生活改善などの生活指導も重要となる。

第4章 呼吸器系・消化器系の疾患

第
4
章

呼吸器系・消化器系の疾患

31 ★★★ ☑☑☑ クローン病において消化及び吸収障害が重篤な場合は、半消化態栄養剤が第一選択となる。

32 ★★★ ☑☑☑ クローン病などにおいて成分栄養剤を用いる場合は、脂溶性ビタミンや不足する微量元素の投与が重要である。

33 ★★★ ☑☑☑ クローン病において重度な下痢症状が認められたり、広範な小腸病変が認められる場合は、TPN (Total Parenteral Nutrition)が実施される。

34 ★★★ ☑☑☑ クローン病において栄養療法と薬物療法の併用は推奨されない。

35 ★★★ ☑☑☑ 経腸栄養療法と併用する食事としては高脂肪食がよい。

36 ★★★ ☑☑☑ クローン病は、寛解と増悪を繰り返す。

37 ★★★ ☑☑☑ クローン病は、小腸及び大腸に病変が限局する。

38 ★★★ ☑☑☑ クローン病は、薬物治療により根治できる。

39 ★★★ ☑☑☑ クローン病の好発年齢は10歳代後半から20歳代である。

40 ★★★ ☑☑☑ クローン病のほとんどの症例に粘血便が見られる。

31 ✕ クローン病においての栄養療法は、経腸成分栄養法と中心静脈栄養により行う。半消化態栄養剤は、窒素源がタンパク質であり、消化の過程が必要となるため、消化機能がある程度保たれている必要がある。

32 ◯ 成分栄養剤は、窒素源がアミノ酸から構成される栄養剤で、消化の過程が必要ない。また、栄養剤で補いきれないミネラル・ビタミンや微量元素の欠乏に注意する。

33 ◯ TPNとは、中心静脈栄養のことであり、高濃度の栄養輸液を中心静脈から投与することで、エネルギーや必要な栄養素を補給することができる。TPNは、消化管が機能していない場合や、重度の下痢や嘔吐や消化管閉塞などの重大な合併症がある場合に行われる。

34 ✕ クローン病において、栄養療法と薬物療法の併用が推奨される。薬物療法として、メサラジンなどの抗炎症薬や、ステロイド薬、インフリキシマブなどの生物学的製剤が用いられる。

35 ✕ 経腸栄養療法では、少量で十分なエネルギー摂取が可能であるため、高脂肪食の摂取はエネルギー過多になる可能性があり推奨されない。

36 ◯ クローン病は、寛解と増悪を繰り返す。

37 ✕ クローン病は回腸・盲腸付近に好発するが、消化管全体が侵される疾患である。病変は粘膜層にとどまらず、粘膜下層や固有筋層にまで及ぶ。

38 ✕ クローン病は、原因不明の潰瘍や線維化を伴う肉芽腫性炎症性病変であり、根治療法はない。治療の目的は病気の活動性をコントロールして寛解状態を維持し、患者のQOLを高めることである。

39 ◯ クローン病の好発年齢は10歳代後半から20歳代である。

40 ✕ クローン病において、粘血便が見られることはあるが、ほとんどの症例ではない。粘血便が特徴的な疾患は、潰瘍性大腸炎である。

第4章 呼吸器系・消化器系の疾患

41 ★★★ ☑☑☑ クローン病の潰瘍病変は、縦走潰瘍や敷石像が特徴的所見である。

42 ★★★ ☑☑☑ クローン病では、粘膜層に限局した炎症が認められる。

43 ★★★ ☑☑☑ クローン病では、赤血球沈降速度(赤沈)が遅延している。

44 ★★★ ☑☑☑ クローン病において、中心静脈栄養による栄養療法は適応とならない。

45 ★★★ ☑☑☑ クローン病の合併症として、腸管の瘻孔や狭窄のおそれがある。

46 ★★★ ☑☑☑ アダリムマブによる治療において、投与前にあらかじめ抗アダリムマブ抗体の有無を検査しておく必要がある。

47 ★★★ ☑☑☑ アダリムマブによる治療中は、流行に備えてインフルエンザワクチンを接種する。

48 ★★★ ☑☑☑ アダリムマブによる治療を開始する前に、胸部レントゲン検査を行い、結核感染の有無を調べる必要がある。

49 ★★★ ☑☑☑ アダリムマブによる治療を開始する前に、抗ミトコンドリア抗体の有無を検査する必要がある。

41 ○ クローン病の潰瘍病変は、縦走潰瘍や敷石像、飛び石病変などが特徴的所見である。

42 × クローン病は回腸・盲腸付近に好発するが、消化管全体が侵される疾患である。病変は粘膜層にとどまらず、粘膜下層や固有筋層にまで及ぶ。

43 × クローン病は、原因不明の潰瘍や線維化を伴う肉芽腫性炎症性病変であるため、CRP上昇、赤沈亢進などが見られる。

44 × クローン病では、消化吸収障害が起こることが多く、栄養療法が重要となる。栄養療法は、経腸栄養療法と中心静脈栄養法により行う。

45 ○ クローン病は、腸管の瘻孔、狭窄、膿瘍などの合併症や腸管外の関節炎、虹彩炎、結節性紅斑、肛門部病変などの合併症も多い。

46 × アダリムマブの使用により、抗アダリムマブ抗体が産生されると、アダリムマブの薬効が減弱する。抗アダリムマブ抗体の有無を調べる検査は、投与開始後に行う。

47 ○ アダリムマブなどの生物学的製剤では、免疫が抑制されるため、感染が重症化しないよう、インフルエンザワクチンの接種は推奨されている。インフルエンザワクチンは不活化ワクチンであり、「ワクチンの接種によってインフルエンザを発症する」ということは起こらない。

48 ○ アダリムマブなどの生物学的製剤は、結核を活性化させるおそれがあるため、結核の既感染者は、問診及び胸部レントゲン検査などを定期的に（投与開始後2ヶ月間は可能な限り1ヶ月に1回、以降は適宜必要に応じて）行うこととされている。そのため、アダリムマブの投与前に結核菌感染の有無の確認が必要である。

49 × 抗ミトコンドリア抗体は、原発性胆汁性肝硬変の診断に用いられる自己抗体であり、アダリムマブの投与において検査は必要ない。

第4章　呼吸器系・消化器系の疾患

50 ★★★ ☑☑☑ 潰瘍性大腸炎において組織生検では、小腸にも異常が認められる。

51 ★★★ ☑☑☑ 潰瘍性大腸炎では、便培養検査で原因菌が特定される。

52 ★★★ ☑☑☑ 潰瘍性大腸炎では、体重が増加する。

53 ★★★ ☑☑☑ 潰瘍性大腸炎において血液検査では、炎症反応は陰性である。

54 ★★★ ☑☑☑ 潰瘍性大腸炎は、症状の再燃と寛解を繰り返す。

55 ★★★ ☑☑☑ インフリキシマブにおける治療中はインフルエンザワクチンの接種を避ける。

56 ★★★ ☑☑☑ インフリキシマブにおける治療中は麻疹ワクチンの接種を避ける。

57 ★★★ ☑☑☑ インフリキシマブの投与前に胸部レントゲン検査を行い結核感染の有無を確認する。

58 ★★★ ☑☑☑ インフリキシマブの投与中は間質性腎炎の検査を定期的に実施する。

50 ✕ 潰瘍性大腸炎は、若年層に好発し、性差はなく、びらんや浅い潰瘍（粘膜、粘膜下層に限られる）を伴う原因不明の大腸のびまん性非特異性炎症である。病変は、直腸から連続的に進展し、大腸全体に及ぶ。小腸には異常は見られない。

51 ✕ 潰瘍性大腸炎の発症には細菌は関与しない。感染性腸炎との鑑別のために検査することはある。

52 ✕ 潰瘍性大腸炎の主な症状は、粘血性下痢、腹痛、体重減少、発熱である。

53 ✕ 潰瘍性大腸炎は、炎症疾患であるため、CRP上昇、赤沈亢進が見られる。

54 ○ 潰瘍性大腸炎は、症状の再燃と寛解を繰り返す。

55 ✕ インフリキシマブなどの生物学的製剤では、免疫が抑制されるため、感染が重症化しないよう、インフルエンザワクチンの接種は推奨されている。インフルエンザワクチンは不活化ワクチンであり、「ワクチンの接種によってインフルエンザを発症する」ということは起こらない。

56 ○ インフリキシマブなどの生物学的製剤の投与中には、生ワクチンによる感染症発現の可能性があるため、麻疹ワクチンなどの生ワクチンの接種は行わないこととされている。

57 ○ インフリキシマブなどの生物学的製剤は、結核を活性化させるおそれがあるため、結核の既感染者は、問診及び胸部レントゲン検査などを定期的に（投与開始後2ヶ月間は可能な限り1ヶ月に1回、以降は適宜必要に応じて）行うこととされている。そのため、インフリキシマブの投与前に結核菌感染の有無の確認が必要である。

58 ✕ インフリキシマブの投与中には間質性肺炎の副作用に注意する必要があるため、定期的に胸部レントゲン検査、胸部CT検査などを行う。間質性腎炎の副作用の報告はない。

59 ★★★ ☑☑☑ インフリキシマブを投薬中の患者で、母親がB型肝炎ウイルスのキャリアであっても肝機能に異常がなければ、B型肝炎ウイルス検査は不要である。

60 ★★★ ☑☑☑ C型肝炎の感染経路は、非経口感染である。

61 ★★★ ☑☑☑ B型肝炎ウイルスは、RNAウイルスである。

62 ★★★ ☑☑☑ A型、B型、C型の肝炎ウイルスはいずれも、ウイルスが肝細胞を直接破壊して発症する。

63 ★★★ ☑☑☑ B型肝炎ウイルスの抗体は、HBc→HBe→HBsの順で陽性化する。

64 ★★★ ☑☑☑ C型急性肝炎の慢性化率は他の肝炎に比べて低い。

65 ★★★ ☑☑☑ インターフェロン (IFN) は α、β、γ のいずれもC型慢性肝炎の治療に用いられる。

66 ★★★ ☑☑☑ C型慢性肝炎では、ウイルスのジェノタイプにより、インターフェロン(IFN)治療の有効性が異なる。

67 ★★★ ☑☑☑ C型慢性肝炎の治療で、エンテカビルの併用により、インターフェロン(IFN)治療の有効性が向上する。

68 ★★★ ☑☑☑ リバビリンは、C型慢性肝炎の単独治療で用いられる。

59 ✕ インフリキシマブを含む抗TNF-α抗体製剤によるB型肝炎ウイルスの再活性化が報告されているので、B型肝炎ウイルスキャリアの患者または既感染者において、肝機能検査や肝炎ウイルスマーカーのモニタリングを行うなど、B型肝炎ウイルスの再活性化の徴候や症状の発現に注意する。

60 ◯ C型肝炎ウイルスの感染経路は、主に血液感染である。経口感染を起こすのは、A型肝炎ウイルスである。

61 ✕ B型肝炎ウイルスは、DNAウイルスである。主な肝炎ウイルスのうちRNAウイルスに分類されるのは、A型、C型肝炎ウイルスである。

62 ✕ 肝炎ウイルスに感染すると、ウイルスを排除しようと細胞性免疫が働き、その際に肝細胞が破壊されて炎症を起こす。

63 ◯ B型肝炎ウイルスの抗体は、HBc→HBe→HBsの順で陽性化する。なお、抗原は順番が逆になり、HBs→HBc→HBeの順で陽性となる。

64 ✕ C型急性肝炎の慢性化率は他の肝炎に比べて高い。

65 ✕ C型慢性肝炎の治療には、IFN-α、IFN-β製剤が用いられる。IFN-γ製剤は、腎臓がん、慢性肉芽腫症に伴う重症感染の軽減、菌状息肉症、セザリー症候群に用いられる。

66 ◯ C型肝炎ウイルスには、6種類の遺伝子型と多数のジェノタイプがあり、日本では1b型が最も多く、次いで2型が多い。IFNは、1型が効きにくく、2型は効きやすい。だが、近年ではPEG-IFN製剤とリバビリンの併用や、直接作用型抗ウイルス薬（DAAs）の登場により、1型の奏効率が高くなった。

67 ✕ C型肝炎のIFN治療において有効性を向上させる薬剤は、リバビリンである。エンテカビルは、DNAポリメラーゼ阻害により、B型肝炎ウイルスの増殖を抑制する。

68 ✕ リバビリンは単独では用いず、IFN製剤やソホスブビルとの併用により、C型肝炎の治療に用いられる。

第4章　呼吸器系・消化器系の疾患

69 ★★☆ ☑☑☑ HBワクチンはB型肝炎ウイルスの感染予防には有効ではない。

70 ★★★ ☑☑☑ B型肝炎は性行為による感染はない。

71 ★★☆ ☑☑☑ IgM型HBc抗体はB型肝炎の後期に現れる。

72 ★☆☆ ☑☑☑ B型肝炎は初感染で自然治癒するのは半数以下である。

73 ★★☆ ☑☑☑ HBs抗体はB型肝炎の病態が終息した後に上昇する。

74 ★★★ ☑☑☑ 肝硬変は、肝臓の持続的な炎症により肝細胞の破壊と再生が繰り返され、肝臓の線維化が進行した状態である。

75 ★★★ ☑☑☑ 肝硬変の合併症について、浮腫や血栓症、黄疸がある。

76 ★☆☆ ☑☑☑ 肝硬変の治療において食事や運動療法はあまり効果的ではなく、初期の段階で薬物療法が行われる。

77 ★☆☆ ☑☑☑ 肝硬変で腹水や浮腫を合併した場合は、利尿薬でコントロールするしかない。

78 ★★★ ☑☑☑ 肝性脳症の治療の1つとして分岐鎖アミノ酸製剤が投与されることがある。

69 ✕ HBワクチンは、**HBs抗原**を投与することにより、B型肝炎ウイルスの中和抗体である**HBs抗体**を産生させる。そのため、B型肝炎ウイルスの感染予防に有効である。

70 ✕ B型肝炎は、**DNAウイルス**に分類され、**水平感染**（性行為、針刺し事故など）・**垂直感染**（産道感染）する。

71 ✕ B型肝炎ウイルスの抗体は、HBc→HBe→HBsの順で現れるため、HBc抗体は**初期**に現れる。

72 ✕ B型肝炎は初感染で、ほとんどが**自然治癒**して慢性化しないが、まれ（1%以下だがウイルス性肝炎の中で最多）に**劇症肝炎**をきたすことがある。

73 ◯ HBs抗体はB型肝炎の病態が**終息**した後に上昇する。

74 ◯ 肝硬変は、肝臓の**慢性的な炎症**により、幹細胞の**破壊**と**再生**が繰り返され、肝臓が**線維化**することで起こる。

75 ✕ 肝硬変では、肝臓でのタンパク質合成能が**低下**し、**アルブミン**の合成が**抑制**されるため、血漿**アルブミン**濃度が**低下**し膠質浸透圧が**低下**することで**浮腫**が生じる。また、血液凝固因子の合成能が**低下**することにより**出血傾向**を呈するため、血栓症は見られにくい。肝機能の**低下**、血中ビリルビンの増加によって**黄疸**が見られる。

76 ✕ 肝硬変の主な治療は、**食事療法**、運動療法、**肝庇護療法**などが行われ、その他症状に合わせて、抗ウイルス薬や抗菌薬なども用いられる。食事療法としては**芳香族アミノ酸**を含まない高タンパク食（潜在性脳症や肝性脳症時には**低タンパク食**とする）、高カロリー食、塩分制限が有効である。

77 ✕ 肝臓でのアルブミン合成能が**低下**するため、腹水や胸水を合併することがある。基本的には**利尿薬**を用いるが、コントロール不良の場合は**アルブミン製剤**の点滴が行われる。

78 ◯ 肝性脳症に対して、**分岐鎖アミノ酸製剤**を投与することにより体内のアミノ酸のバランスを是正し、芳香族アミノ酸が脳内に移行するのを抑制する。

第4章　呼吸器系・消化器系の疾患

161

79 ★★★ ☑☑☑ アルブミン製剤は血漿膠質浸透圧を低下させる。

80 ★★★ ☑☑☑ 腹水や浮腫などに用いられるループ利尿薬は血中Na^+を上昇させる。

81 ★★★ ☑☑☑ 分岐鎖アミノ酸製剤はフィッシャー比を低下させるため、肝性脳症に用いられる。

82 ★★★ ☑☑☑ ラクツロースは消化管内のpHを低下させ、高アンモニア血症に用いられる。

83 ★★★ ☑☑☑ カナマイシンの経口投与は消化管内のアンモニアの発生を抑制し、高アンモニア血症に用いられる。

84 ★★★ ☑☑☑ 劇症肝炎では、肝性脳症を伴わないことがある。

85 ★★★ ☑☑☑ 劇症肝炎では、急激にAST・ALTが減少することがある。

86 ★★★ ☑☑☑ 劇症肝炎によって血栓症に陥ることがある。

87 ★★★ ☑☑☑ 胆石症では、脂肪分の多い食事を大量に摂取した数時間後に、疝痛発作を起こしやすい。

79 ✕ 肝硬変では肝臓でのアルブミン合成能が低下し、血漿膠質浸透圧が低下するため、浮腫や腹水を合併することがある。アルブミン製剤は血漿膠質浸透圧を上昇させ、間質や細胞内の水分を血中へと移動させる。

80 ✕ ループ利尿薬は、ヘンレ係蹄上行脚においてNa$^+$-K$^+$-2Cl$^-$共輸送系を抑制し、Na$^+$の再吸収を抑制することで、尿量を増大させる。そのため、血中のNa$^+$は低下する。

81 ✕ フィッシャー比とは、血中の分岐鎖アミノ酸(BCAA)と芳香族アミノ酸(AAA)の比率(BCAA/AAA)を示す。肝機能の低下により芳香族アミノ酸の量が増え、フィッシャー比が低下する。分岐鎖アミノ酸製剤を投与することにより体内のアミノ酸のバランスを是正し芳香族アミノ酸が脳内に移行するのを抑制する。つまり、フィッシャー比は増加する。

82 ◯ ラクツロースの分解で生じた有機酸は、腸管内pHを低下させ、腸管でのアンモニアの産生抑制(アンモニア産生菌の活動抑制)や排泄促進作用を示す。そのためラクツロースは、高アンモニア血症に用いられる。

83 ◯ カナマイシンは、アミノグリコシド系抗菌薬であり、経口投与では消化管からほとんど吸収されないため、肝性脳症の際に消化管内のアンモニア産生菌の殺菌を目的に用いられる。

84 ✕ 劇症肝炎は、急速な肝細胞の破壊による肝障害である。肝炎発症後、8週間以内に高度の肝機能障害により昏睡を伴う肝性脳症を必発する。

85 ◯ 劇症肝炎では、急激にAST・ALTが減少することがある。急激なAST・ALTの減少は、肝細胞壊死により逸脱する細胞がない状態を意味し、劇症肝炎の終末を意味する。予後は極めて悪い。

86 ✕ 劇症肝炎では、肝不全に陥ることから、凝固因子の肝臓での産生がなくなるため出血傾向を示す。

87 ◯ 脂肪分の多い食事を食べると、胆嚢が収縮して胆汁を消化管へ送り出そうとする。このとき、胆石症患者では、胆嚢中にあった結石が胆嚢の出口にはまり込んで胆汁が出られなくなってしまうことがあり(胆石嵌頓)、これが疝痛発作の原因となる。

第4章　呼吸器系・消化器系の疾患

88 ★★☆ ☑☑☑ 胆石があっても、自覚症状のない患者が半数以上である。

89 ★★☆ ☑☑☑ 胆石が総胆管に嵌頓（かんとん）するとALP、γ-GTP、総ビリルビン値の上昇が見られる。

90 ★☆☆ ☑☑☑ 胆石症において重篤な疝痛発作のとき、第一選択薬としてモルヒネが用いられる。

91 ★★☆ ☑☑☑ 胆嚢がんでは、胆石を伴うことが多い。

92 ★☆☆ ☑☑☑ 急性膵炎患者が疑われる患者に対して、飲酒歴と胆石症の既往の有無を確認する。

93 ★★☆ ☑☑☑ 急性膵炎では、血液検査でアミラーゼ、リパーゼの活性低下が見られる。

94 ★★☆ ☑☑☑ 急性膵炎では膵機能を改善させるため、十分な食事をとらせる。

95 ★★★ ☑☑☑ 急性膵炎の病態の進展を抑制するため、ガベキサート注を投与する。

96 ★☆☆ ☑☑☑ 急性膵炎の上腹部痛にペンタゾシン注を用いると、病態を悪化させる。

88 ○ 胆石があっても胆囊に存在するだけであれば痛みを感じることは少なく、自覚症状のない患者が半数以上である。症状がある場合は、食後の右季肋部痛が特徴的である。

89 ○ 胆石が総胆管に嵌頓（胆囊の出口に結石が引っかかる状態）するとALP、γ-GTP、総ビリルビン値の上昇及び疝痛発作が見られる。

90 × 胆石症における疝痛発作に対して、軽度であればブチルスコポラミンなどを用い、重篤な場合にはNSAIDsやペンタゾシンを用いる。モルヒネは、胆道痙攣を起こすことがあるため、胆囊障害及び胆石のある患者には慎重投与となっている。

91 ○ 胆囊がんでは、胆石を伴うことが多い。

92 ○ 急性膵炎は、アルコールが原因になることが最も多く、その場合は男性に多く見られる。胆石症も原因となり、胆石の総胆管への嵌頓により、膵液の逆流が起こることがある。

93 × 急性膵炎では、血液検査で膵酵素（アミラーゼ、リパーゼ、トリプシン）の活性上昇が見られる。

94 × 急性膵炎では、絶食・絶飲が基本である。飲食により、膵液の分泌が亢進してしまい、膵炎が悪化する可能性がある。

95 ○ ガベキサートは、タンパク質分解酵素阻害薬であり、膵臓で自己消化を起こすタンパク質分解酵素の作用を抑制することで、急性膵炎に用いられる。

96 × 急性膵炎の上腹部痛に対しては、ペンタゾシンやブプレノルフィンなどの非麻薬性鎮痛薬を用いる。これらの薬剤は、オッディ括約筋をほとんど収縮させないため、急性膵炎の病態を悪化させることはない。また、モルヒネはオッディ括約筋を収縮させ、膵液の逆流と膵炎の悪化を招くことがあるため、急性膵炎には通常、使用しない。やむを得ず使用する場合は、オッディ括約筋を弛緩させるアトロピンと併用する。

Column **チュアブル錠と口腔内崩壊(OD)錠**

　気管支喘息やアレルギー性鼻炎に用いられるモンテルカストには、「チュアブル錠」があります。このチュアブル錠は、「噛む」ことを前提に作られた薬です。噛み砕いて嚥下する特性を活かし、錠剤のサイズが大きくなってしまう薬や、嚥下が苦手な小児・高齢者用の薬に応用されることが多いです。

　モンテルカストチュアブル錠は、噛み砕かずにそのまま水で服用することができますが、高リン血症治療薬のホスレノールチュアブル錠では、噛み砕かずに服用を行った場合の副作用発現頻度の上昇が示唆されています。

　また、口腔内崩壊(OD)錠にもチュアブル剤と似たようなイメージを持つかもしれませんが、こちらは口の中で「溶かす」ことを前提に作られた薬です。実はこちらにも「噛んではいけない薬」が複数存在します。たとえば、タムスロシンのOD錠は徐放性の粒を含有しており、噛み砕くとそれらが壊れ、薬物動態に変化が生じてしまいます（タムスロシンのOD錠は、粉砕もNGです）。

　チュアブル錠、OD錠の基本的な特徴は押さえておきましょう。

代謝系・内分泌系の疾患

3択

1 糖尿病の三大合併症に該当するのはどれか。
- a 結膜炎
- b 網膜症
- c 緑内障

2 心不全の患者に使用が禁忌である薬物はどれか。
- a ボグリボース
- b ピオグリタゾン
- c グリメピリド

3 インスリン分泌を促進し、食後高血糖を改善する薬物はどれか。
- a メトホルミン
- b ナテグリニド
- c イプラグリフロジン

4 医薬品の添付文書に記載されている成人に対する1日投与量の制限との組み合わせのうち、誤っているのはどれか。

医薬品名	1日投与量の制限
a シタグリプチン錠50mg	100mgまで
b ピオグリタゾン30mg	90mgまで
c ボグリボース0.2mg	0.9mgまで

5 インスリン製剤の自己注射を行っている糖尿病患者から、下痢や食欲不振の相談を受けた場合、確認するべき事項として優先度の高いものはどれか。
- a 前回外来受診時の血糖値
- b 前回外来受診時のHbA1c値
- c 直近の血糖自己測定値

6 ★★★ 糖尿病ケトアシドーシスの初期症状に対する処置として、誤っているのはどれか。
- a プレドニゾロンの点滴静注
- b 生理食塩液の点滴静注
- c インスリンの点滴静注

解答　代謝系の疾患

1　b　糖尿病の三大合併症は、糖尿病神経障害、糖尿病網膜症、糖尿病腎症である。

2　b　ピオグリタゾンは副作用で浮腫や心不全を起こすことがあり、心不全患者には投与禁忌である。ボグリボースの副作用には腹部膨満感や放屁が、グリメピリドの副作用には重篤な低血糖がある。

3　b　ナテグリニドは、速効型インスリン分泌促進薬であり、SU受容体への刺激により、インスリン分泌を促進する。メトホルミンは、AMPプロテインキナーゼの活性化により、インスリン抵抗性の改善、肝臓での糖新生抑制、糖利用促進などの作用を示す。イプラグリフロジンは、選択的SGLT2阻害薬であり、近位尿細管においてNa$^+$及びグルコースの再吸収を抑制する。

4　b　ピオグリタゾンは、性別、年齢、症状により適宜増減するが、1日45mgを上限とする。シタグリプチンは、経過を十分に観察しながら100mg 1日1回まで増量することができる。ボグリボースは、毎食直前に服用し、経過を観察しながら1回量を0.3mg（1日量0.9mg）まで増量することができる。

5　c　糖尿病患者は、感染症にかかり、発熱・下痢・食欲不振などをきたす状態のことを、シックデイと呼ぶ。シックデイでは、たとえ食事を摂れなかったとしてもアドレナリンやコルチゾールの分泌量増加によって、著しい高血糖が起こることがあるため、血糖の自己測定が重要となり、直近の血糖値によってインスリンの投与量を考慮する。

6　a　糖尿病ケトアシドーシスは、高度なインスリン作用不足→糖利用能低下→脂肪分解（β酸化）亢進→ケトン体増加により起こる。治療では、輸液や電解質の補正、速効型インスリンの投与などを行う。プレドニゾロンの投与は、さらなる血糖値の上昇を招くため、不適切である。

第5章　代謝系・内分泌系の疾患

7 ★★★ ☑☑☑ 高LDLコレステロール血症に関する記述のうち、正しいのはどれか。

a 血清がクリーム状である。

b LDL受容体機能不全が原因となる。

c 冠動脈疾患の危険因子とはならない。

8 ★★★ ☑☑☑ 脂質異常症の成人患者に対する食事指導の内容で正しいのはどれか。

a 不飽和脂肪酸のとりすぎに注意する。

b コレステロール摂取量は1日600mg未満とする。

c 高トリグリセリド血症では、アルコールを制限する。

9 ★★★ ☑☑☑ 低値によって脂質異常症と診断される検査項目はどれか。

a 総コレステロール

b 低比重リポタンパクコレステロール(LDL-C)

c 高比重リポタンパクコレステロール(HDL-C)

10 ★★☆ ☑☑☑ 脂質異常症の原因について、原発性脂質異常症に分類されるものはどれか。

a 家族性高コレステロール血症

b ネフローゼ症候群

c 甲状腺機能低下症

11 ★★☆ ☑☑☑ 脂質異常症に用いられる薬剤として、誤っているのはどれか。

a グリベンクラミド

b クロフィブラート

c ニセリトロール

7 **b** 高LDLコレステロール血症は、遺伝子因子、生活習慣不良、基礎疾患、薬剤と様々な要因から発症する。肝細胞膜上のLDL受容体は血中のコレステロールを回収する作用を持つが、特に家族性高コレステロール血症では、LDL受容体機能不全が発症の原因となっている。血清は、高LDLコレステロール血症では透明黄色で、高トリグリセリド血症ではクリーム状となる。血中のLDLコレステロールが多いと、動脈硬化の原因となるため、冠動脈疾患の危険因子となる。

8 **c** 脂質異常症では、飽和脂肪酸が原因の1つとなるため、摂りすぎに注意する。また、運動不足、食生活の乱れも原因となるため、運動療法を促したり、アルコールを制限するなどの指導を行う。コレステロールの摂取量は1日300mg以下を目標とする。

9 **c** 脂質異常症は、LDLコレステロール≧140mg/dL、HDLコレステロール<40mg/dL、トリグリセリド≧150mg/dL、non-HDLコレステロール≧170mg/dLのいずれか1つでも該当する場合に診断される。

10 **a** 家族性高コレステロール血症は原因不明だが、遺伝子が関与するといわれている。基礎疾患はなく、原発性に分類される。ネフローゼ症候群では、低アルブミン血症となっており、アルブミン補填のために肝機能が亢進し、それに伴いコレステロールの合成能も亢進してしまう。甲状腺機能低下症では、血中チロキシンの減少によりコレステロールの異化が行われにくくなり、血中コレステロール値は上昇する。ネフローゼ症候群や甲状腺機能低下症から発症する脂質異常症は、続発性に分類される。

11 **a** グリベンクラミドは、SU薬であり、2型糖尿病に用いられる。クロフィブラートは、核内受容体であるペルオキシソーム増殖因子活性化受容体α（PPARα）を活性化し、リポタンパク質リパーゼ発現量を増加させて血中トリグリセリド値を低下させる。ニセリトロールは、アデニル酸シクラーゼを阻害し、cAMP産生を抑制することで、脂肪組織からの遊離脂肪酸動員を抑制する。

第5章 代謝系・内分泌系の疾患

12 高尿酸血症で正しいのはどれか。
- a 痛風結節は疼痛を伴う。
- b 痛風発作は飲酒で誘発される。
- c 血清尿酸値9.0mg/dL以下を目標にする。

13 高尿酸血症の病態の型のうち日本人に最も多いのはどれか。
- a 尿酸排泄低下型
- b 尿酸産生過剰型
- c 混合型

14 痛風を起こす可能性のある血漿中尿酸値の数値として正しいのはどれか。
- a 4.0 mg/dL
- b 6.0 mg/dL
- c 8.0 mg/dL

15 次の3つの部位の中で、尿酸塩の析出が<u>最も起こりにくい</u>部位はどれか。
- a 心臓
- b 母趾関節
- c 耳介

16 痛風発作時（極期）に用いる薬剤として正しいのはどれか。
- a コルヒチン
- b トピロキソスタット
- c インドメタシン

12　b 痛風は、高尿酸血症が続くことにより、関節腔内における尿酸塩結晶が析出することで、炎症反応が起こり、飲酒により発作が誘発される。痛風結節は、足指、ひざ、ひじ、手指、足などの関節や関節周囲、耳介などにできるが、多くは無症状である。尿酸値が、7.0mg/dLを超えるものは高尿酸血症と診断され、8.0mg/dL以上で薬物治療が開始となり、6.0mg/dL未満を治療の目標値とする。

13　a 尿酸排泄低下型は、高尿酸血症の中で日本人に最も多い病型である。尿酸産生過剰型は、プリン体を多く含む食品の過剰摂取や、激しい運動や抗がん剤などで細胞が破壊されたときのプリン体の漏出により、産生される尿酸が過剰になっている病態であり、高尿酸血症のおおよそ1割程度である。混合型は、尿酸排泄低下型と尿酸産生過剰型を合わせた病型であり、高尿酸血症の病型の約3割を占める。

14　c 血漿中尿酸値が、尿酸の血漿中溶解濃度である7.0 mg/dLを超えるものを高尿酸血症という。高尿酸血症が持続することで関節内に尿酸塩が析出し、関節炎を起こしたものが痛風である。

15　a 尿酸は温度低下、pHの低下によって溶解度が急速に低下する。第一中足母趾関節は、末梢で温度が低下しやすく、痛風発作の好発部位である。耳介は末梢であり外気に直接晒されているため温度が低下しやすい。したがって尿酸塩の結晶が析出しやすい。血流量が多く血液の温度低下やpHの低下が起こりにくい心臓では尿酸塩は理論的に析出しにくい。

16　c 痛風発作時に第一選択薬となるのがインドメタシンのようなNSAIDsである。特に極期にはNSAIDsの大量投与(NSAIDsパルス療法)を行う。コルヒチンは顆粒球の微小管タンパク質の重合を阻害し、顆粒球の遊走とそれに伴う炎症を抑制する。その性質上、コルヒチンは発作前兆期に使用するのが効果的である。トピロキソスタットのような尿酸合成阻害剤は痛風発作時に使用を開始すると、血漿中の尿酸値の変動により発作が誘発されるおそれがある。

17 低血糖症状のうち「空腹感」や「手の振え」が出る時の血糖値の数値として最もふさわしいのはどれか。

 a 70 mg/dL

 b 50 mg/dL

 c 30 mg/dL

18 低血糖の典型的な症状及び状態に該当しないのはどれか。

 a 体温上昇

 b 意識レベルの低下

 c 発汗

19 2型糖尿病は、メタボリックシンドロームと関連し、肥満を伴う場合が多い。

20 インスリン抵抗性の指標にHOMA-IRがある。

21 2型糖尿病患者が、全身麻酔を伴う外科手術を受ける場合、インスリン注射の適応となる。

22 糖尿病の細小血管障害の1つに腎症がある。

17 a 低血糖は、血糖値<70mg/dLが1つの目安となる。血糖値が70mg/dLより高くても症状が出ることはある。血糖値が70mg/dLを下回ると空腹感や交感神経興奮症状（手の振え、冷や汗）が現れる。血糖値が50mg/dLを下回ると、中枢神経症状（目のかすみ、生あくび、眠気、集中力の低下）が現れる。血糖値が30mg/dLを下回ると、大脳機能低下症状（意識障害、昏睡）が現れる。

18 a 低血糖の主な症状は、冷や汗、振戦、頻脈、顔面蒼白、頭痛、意識障害である。また、熱産生の低下により体温は低下する。

19 ○ 2型糖尿病は、肥満または肥満の既往がある中高年以降に好発し、全糖尿病患者の95％以上を占める。メタボリックシンドロームとは、内臓脂肪型肥満に加えて「脂質異常代謝、高血圧、高血糖」のうち、2つ以上が当てはまる状態をいう。

20 ○ インスリン抵抗性とは、インスリンの効きづらさの程度である。インスリン抵抗性の指標に、HOMA-IRがあり、HOMA-IR＝空腹時インスリン値（μU/mL）×空腹時血糖値（mg/dL）/405で算出される。HOMA-IRは、1.6以下が正常で、2.5以上でインスリン抵抗性ありとされる。

21 ○ インスリン療法の絶対的適応として、①インスリン依存状態、②高血糖性の昏睡（糖尿病ケトアシドーシス、高浸透圧高血糖症候群、乳酸アシドーシス）、③重篤な肝障害、腎障害を合併しているとき、④重症感染症、外傷、中等度以上の外科手術（全身麻酔施行例など）のとき、⑤糖尿病合併症妊娠（妊娠糖尿病で、食事療法だけでは良好な血糖コントロールが得られない場合も含む）、⑥静脈栄養時の血糖コントロールがある。

22 ○ 糖尿病の合併症は細小血管障害と大血管障害に分けられる。細小血管症には、糖尿病神経障害、糖尿病網膜症、糖尿病腎症があり、三大合併症と呼ばれる。大血管障害には、狭心症、心筋梗塞、脳梗塞、閉塞性動脈硬化症（ASO）などがある。

第5章　代謝系・内分泌系の疾患

23 ★★★ エパルレスタットは、インスリン抵抗性改善作用を示す。

24 ★★★ 尿中Cペプチドは、膵臓のインスリン分泌能を示している。

25 ★★★ 糖尿病患者において、血圧は130/80mmHg未満を維持するように治療する。

26 ★★★ 糖尿病性腎症の早期発見には尿中アルブミン検査が有効である。

27 ★★★ 糖尿病患者に対して食事療法が必要である。

28 ★★★ 糖尿病患者における足壊疽は、細小血管障害が関与している。

29 ★★★ シックデイでは、食事がとれなくてもインスリン製剤の使用は続ける。

30 ★★★ シックデイで食欲がない場合でも、普段の食事内容を続ける。

31 ★★★ シックデイで下痢や嘔吐などがある場合は、野菜スープなどミネラル分を含むものを中心に水分摂取を心掛ける。

32 ★★★ シックデイの場合の炭水化物の摂取は、普段の食事よりも少なくする。

33 ★★★ Body Mass Index（BMI）が25以上で肥満とする。

34 ★★★ 1型糖尿病では、抗Glutamic Acid Decarboxylase（GAD）抗体は陽性である可能性が高い。

23 ✕ エパルレスタットは、アルドース還元酵素阻害により、神経内ソルビトールの蓄積を抑制することにより、糖尿病性末梢神経障害を改善する。

24 ○ Cペプチドとは、インスリンの前駆体のプロインスリンが分解されることで産生され、そのまま尿中へ排泄される。Cペプチドはインスリンと同程度の割合で血中に分泌されるため、インスリン分泌能の指標として用いられる。

25 ○ 高血圧症を伴う糖尿病患者では合併症の発現率が上昇するため、血圧は130/80mmHg未満を維持するように治療する。

26 ○ 糖尿病性腎症は、病期の進行に伴い、微量アルブミン尿→持続性アルブミン尿→慢性腎不全といった病態をたどる。

27 ○ 糖尿病患者において、食事療法は基本である。他にも運動療法も重要となる。

28 ○ 糖尿病患者における足病変（足壊疽など）は、細小血管障害では末梢神経障害などが、大血管障害では血行不良などが関与している。

29 ○ シックデイの場合でも、インスリンの自己判断での中止はしないようにする。医師の指示により、インスリン量の調節が行われることがある。

30 ✕ シックデイで食欲がない場合は、スープなどで十分に水分を摂り、お粥やうどんなど摂取しやすい方法で炭水化物を摂るようにする。

31 ○ シックデイで下痢や嘔吐などがある場合は、野菜スープなどミネラル分を含むものを中心に水分摂取を心掛ける。

32 ✕ シックデイの場合に、炭水化物の摂取は少なくする必要はない。お粥やうどんなど摂取しやすい方法で炭水化物をとるようにする。

33 ○ BMIが25以上で肥満とする。BMIは、体重(kg)÷[身長(m)]^{2}で算出される。

34 ○ 1型糖尿病では、抗GAD抗体は陽性である可能性が高い。抗GAD抗体は、1型糖尿病患者に高頻度で検出される膵β細胞の破壊を伴う抗体である。

35 ★★★ ☑☑☑ 1型糖尿病において、尿糖(+++)、尿中ケトン体(++)、pH7.1の所見がある場合の意識障害の原因は、乳酸アシドーシスである可能性が高い。

36 ★★★ ☑☑☑ 1型糖尿病において、糖利用能低下により脂肪分解が亢進することがある。

37 ★★★ ☑☑☑ 糖尿病ケトアシドーシスが重症化した場合は、グリニド系薬剤の併用が推奨される。

38 ★★★ ☑☑☑ 2型糖尿病患者において、増殖性網膜症を発症して重症化しても運動療法を継続する。

39 ★★★ ☑☑☑ 2型糖尿病患者において、歩行運動を指導した場合は、消費カロリー分の食事量を増やすよう勧める。

40 ★★★ ☑☑☑ インスリンを使用中の2型糖尿病患者に肝機能障害がある場合は、空腹時(食前)の運動を勧める。

41 ★★★ ☑☑☑ 2型糖尿病患者に対して、インスリン感受性を高めるため、有酸素運動を勧める。

42 ★★★ ☑☑☑ ダパグリフロジンを服用中、多尿・頻尿が見られても水分補給は控える。

43 ★★★ ☑☑☑ デュラグルチドの使用にあたり、嘔吐や腹痛が起きる場合がある。

35 ✕ 尿糖(+++)、尿中ケトン体(++)、pH7.1の所見から、糖尿病ケトアシドーシスによる意識障害が考えられる。血液のpHの基準値は7.35 ～ 7.45である。

36 ◯ 1型糖尿病は、インスリン依存性の疾患であり、高度にインスリン作用が低下すると、糖利用能が低下し脂肪分解が亢進することでケトン体が増加する。それにより、糖尿病ケトアシドーシスが起こることがある。

37 ✕ 糖尿病ケトアシドーシスによる昏睡は、インスリンの絶対的適応となる。治療は、輸液や電解質の補正、速効型インスリンの投与などが行われる。

38 ✕ 増殖性網膜症は、糖尿病網膜症のうちの1つである。糖尿病網膜症では、新生血管が生じており、脆く出血しやすい。重症化している場合では、眼内に大きな出血(硝子体出血)や網膜剥離が生じることがあり、運動による血圧変動により症状が増悪する可能性があるため、網膜症発現時には運動制限を行う。

39 ✕ 運動療法は、運動により使われた筋が糖や遊離脂肪酸の利用を促進させるため、血糖コントロールの改善・インスリン感受性の上昇・脂質代謝の改善・血圧下降・心肺機能の改善を目的としており、消費カロリー分の食事量を増やすのは不適切である。

40 ✕ インスリン療法を行っている場合、食前の運動は低血糖のリスクが上昇する可能性があるため、推奨しない。肝機能障害の有無に関わらず、運動療法は食後1時間頃に実施するよう指導する。

41 ◯ 有酸素運動を行うことにより、筋肉への血流が亢進する。それにより、糖が細胞内へ取り込まれ、インスリンの効果(感受性)が高まるため、2型糖尿病患者に対して有効である。

42 ✕ ダパグリフロジンは、SGLT2阻害薬であり、利尿作用により多尿・頻尿が見られることがある。また、脱水症状が見られることがあるので観察を行い、適度な水分補給を行うよう指導する。

43 ◯ デュラグルチドの副作用に、急性膵炎や胆石症、胆嚢炎、胆管炎または胆汁うっ滞性黄疸があるため、嘔吐や腹痛などの症状が出る場合がある。

第5章　代謝系・内分泌系の疾患

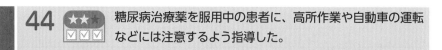

44 ★★★ 糖尿病治療薬を服用中の患者に、高所作業や自動車の運転などには注意するよう指導した。

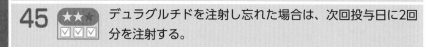

45 ★★★ デュラグルチドを注射し忘れた場合は、次回投与日に2回分を注射する。

46 ★★★ 糖尿病性腎症を合併していなくても、タンパク質制限をした食事を摂取する必要がある。

47 ★★★ コレステロールや中性脂肪は、水に溶けにくいため、アポタンパク質と結合したリポタンパク質の形で運搬される。

48 ★★★ リポタンパク質は、超低比重リポタンパク質(VLDL)、低比重リポタンパク質(LDL)、中間比重リポタンパク質(IDL)及び高比重リポタンパク質(HDL)の4種類に分類される。

49 ★★★ 肝臓や小腸で合成されたHDLは、末梢組織からの遊離コレステロールを肝臓へ取り込む。

50 ★★★ 高尿酸血症の病型としては、尿酸産生亢進型が多い。

51 ★★★ 高尿酸血症患者の食事療法として、プリン体の摂取を制限する。

52 ★★★ 痛風発作は、関節内に析出した尿酸塩結晶が引き起こす急性関節炎発作である。

第5章 代謝系・内分泌系の疾患

44 ◯ 糖尿病治療薬を使用している場合、めまいなどの低血糖の副作用に注意する。そのため、高所作業、自動車の運転などに従事している患者に投与するときは注意するよう指導する。

45 ✕ デュラグルチドは、週に1回の皮下注射にて用いる。投与を忘れた場合は、次回投与までの期間が3日間(72時間)以上であれば、気づいた時点でただちに投与し、その後はあらかじめ定めた曜日に投与すること。次回投与までの期間が3日間(72時間)未満であれば投与せず、次のあらかじめ定めた曜日に投与すること。なお、週1回投与の曜日を変更する必要がある場合は、前回投与から少なくとも3日間(72時間)以上間隔を空けることとされている。

46 ✕ 糖尿病腎症がない場合は、タンパク質の制限の必要はない。糖尿病の治療に対して、糖質や脂質の制限は必要となる。

47 ◯ コレステロールや中性脂肪は、水に溶けにくいため、アポタンパク質と結合したリポタンパク質の形で運搬される。リポタンパク質は、血液中において水に不溶の脂質を、吸収部位や合成部位から使用部位へ運搬する役割を持つ。

48 ✕ リポタンパク質は、カイロミクロン、VLDL、LDL、IDL、HDLの5種類に分類される。

49 ◯ HDLは善玉コレステロールとも呼ばれ、肝臓や小腸で合成されたHDLは、末梢組織からの遊離コレステロールを肝臓へ取り込む。

50 ✕ 高尿酸血症の病型は、尿酸排泄低下型、尿酸産生亢進型、混合型に分類される。尿酸排泄低下型が最も多く、次いで混合型、尿酸産生亢進型と続く。

51 ◯ プリン体は、体内で尿酸へと変換されるため、高尿酸血症患者の食事療法としてプリン体の制限は有効である。

52 ◯ 痛風発作は、関節内に析出した尿酸塩結晶が引き起こす急性関節炎発作である。

53 ★★☆ ☑☑☑ 高尿酸血症患者では、尿路結石の予防のため、尿のアルカリ化を行う。

54 ★★★ ☑☑☑ 痛風発作時には、ただちに尿酸降下薬を用いる。

55 ★★☆ ☑☑☑ 痛風間欠期には、非ステロイド性抗炎症薬(NSAIDs)が用いられる。

56 ★★★ ☑☑☑ 高尿酸血症患者において、痛風関節炎を繰り返す場合は血清尿酸値の目標を6.0mg/dL以下とする。

57 ★★☆ ☑☑☑ 血清クレアチニン値2.0mg/dL以上の腎機能障害を伴う高尿酸血症患者の場合は、ベンズブロマロンを選択する。

58 ★★☆ ☑☑☑ 尿路結石を合併する高尿酸血症患者の場合は、ベンズブロマロンのような尿酸排泄促進薬を選択する。

59 ★★☆ ☑☑☑ 尿酸排泄促進薬を使用する場合は、尿アルカリ化薬を併用する。

60 ★★☆ ☑☑☑ 痛風関節炎の再発予防のため、少量の非ステロイド性抗炎症薬を継続投与する。

53 ○ 高尿酸血症患者では、尿酸が尿中へ排泄されるため、尿酸による尿路結石が発生することがある。尿酸は、pHの低下で結晶化しやすいため、クエン酸カリウム・クエン酸ナトリウムの投与により尿のアルカリ化を行う。

54 ✕ 痛風発作時に尿酸降下薬を使用すると、血漿中の尿酸値の変動により発作が誘発されるおそれがある。そのため、尿酸降下薬は症状が治ってから投与する。

55 ✕ 痛風間欠期とは、痛みなどの発作症状が出ていない時期である。間欠期は、尿酸降下薬を用いて尿酸値の低下を図り、痛風発作時にNSAIDsを用いる。

56 ○ 高尿酸血症患者において、痛風関節炎を繰り返す場合は血清尿酸値の目標を6.0mg/dL以下とする。

57 ✕ 血清クレアチニンは腎機能の指標となり、正常値は、男性1.2mg/dL以下、女性1.0mg/dL以下である。ベンズブロマロンは、高度の腎機能障害のある患者には、尿中尿酸排泄量の増大により、腎機能障害を悪化させるおそれがあるために投与禁忌である。腎機能が中等度以上に障害されている患者には、尿酸排泄促進薬より尿酸生成抑制薬を用いたほうが、腎機能の悪化例は少ないという報告がある。

58 ✕ ベンズブロマロンは、尿酸排泄促進薬であり、高度の腎機能障害や腎結石を伴う患者には、尿中尿酸排泄量の増大により、さらに結石の産生を促してしまうおそれがあるため投与禁忌である。

59 ○ 尿酸排泄促進薬使用中は、尿路結石の発現に注意し、水分摂取の指導と、尿アルカリ化薬(クエン酸カリウム・クエン酸ナトリウム)を併用することが望ましいとされている。

60 ✕ 痛風関節炎の再発予防には、尿酸降下薬が用いられる。痛風発作時には、NSAIDsの常用投与や、NSAIDsパルス療法が行われ、これらが無効な場合にはステロイド薬が用いられる。

3択

1 ★★★

中枢性尿崩症の病態について、正しいのはどれか。

a オキシトシンの分泌が低下する。

b 尿浸透圧が上昇する。

c バソプレシンの分泌が低下する。

2 ★★★

中枢性尿崩症の治療に関する記述のうち、適切なのはどれか。

a 飲水を制限するよう指導する。

b ヒドロクロロチアジドを投与する。

c デスモプレシンを投与する。

3 ★★★

中枢性尿崩症における所見で正しいのはどれか。

a 浮腫

b 血清ナトリウム濃度の上昇

c 皮膚湿潤

4 ★★★

バセドウ病に関する記述のうち、正しいのはどれか。

a 体重増加を認める。

b 血清TSH値が増加する。

c 手指の振戦を認める。

5 ★★☆

甲状腺機能亢進症の治療薬として誤っているのはどれか。

a プロピルチオウラシル

b プロカテロール

c プロプラノロール

6 ★★☆

原発性甲状腺機能低下症の臨床所見として誤っているのはどれか。

a うつ状態

b 血中甲状腺刺激ホルモン(TSH)濃度低下

c 血清総コレステロール値上昇

解答　　内分泌系の疾患

1　c　中枢性尿崩症は、バソプレシンの合成・分泌が低下し、それに伴い腎臓での水の再吸収の低下をきたし、尿中の水分が増加することで尿浸透圧は低下する。オキシトシンは関与しない。

2　c　中枢性尿崩症の治療では、デスモプレシンの経口、点鼻薬が用いられる。腎性尿崩症の治療に、ヒドロクロロチアジドなどのチアジド系利尿薬が用いられる。飲水制限をすると、高張性脱水をきたす可能性があるため適切ではない。

3　b　中枢性尿崩症では、バソプレシンの合成・分泌作用障害により、尿量が増加（成人においては1日3000mL以上、小児においては1日2000mL以上）し、体内の血液が濃縮されて、相対的に血清ナトリウム値が上昇する。

4　c　バセドウ病は代表的な甲状腺機能亢進症であり、抗TSH受容体抗体の産生によるT_3、T_4の過剰分泌が症状の原因となる。メルゼブルクの三徴（眼球突出、甲状腺腫、頻脈）、手指振戦、体重減少、血糖値上昇、コレステロール値低下などが見られる。負のフィードバック機構により、血清TSHは低下する。

5　b　プロピルチオウラシルは、ペルオキシダーゼ阻害により、T_3及びT_4の合成を阻害し、甲状腺機能亢進症に用いられる。甲状腺機能亢進症患者には慎重投与である。プロプラノロールは、非選択的β（β_1及びβ_2）受容体遮断作用があり、甲状腺機能亢進症による頻脈、動悸、手指の振戦に用いられる。

6　b　甲状腺機能低下症は、甲状腺ホルモンの合成・分泌の低下や甲状腺機能障害が症状の原因となる。そのため、視床下部-下垂体への負のフィードバックに作用するT_3及びT_4が減少し、血中のTSHの分泌が増加する。うつ状態、易疲労感、徐脈、低血圧、粘液水腫、皮膚乾燥、体重増加、意欲低下、記憶力低下などが見られる。T_3及びT_4は肝臓におけるコレステロールの異化・排泄を促進しているため、甲状腺機能低下症では血清総コレステロール値は上昇する。

7 ★★★ ☑☑☑ 甲状腺機能低下症の身体所見はどれか。
- a 眼瞼浮腫
- b 眼球突出
- c 心悸亢進

8 ★★★ ☑☑☑ 続発性副甲状腺機能低下症の治療に用いられるのはどれか。
- a アルファカルシドール
- b プレドニゾロン
- c チアマゾール

9 ★★★ ☑☑☑ クッシング症候群の臨床症状及び所見に該当するのはどれか。
- a 低血圧
- b 低血糖
- c 中心性肥満

10 ★★★ ☑☑☑ 少量デキサメタゾン抑制試験で陰性を示し、大量デキサメタゾン抑制試験において陽性を示す疾患はどれか。
- a クッシング病
- b 異所性ACTH産生腫瘍
- c 副腎腺腫

11 ★★★ ☑☑☑ クッシング病における空腹時血液検査データで、高値を示す可能性が高いのはどれか。
- a カテコールアミン
- b プロゲステロン
- c ACTH

12 ★★★ ☑☑☑ 褐色細胞腫で見られるのはどれか。
- a 高血糖
- b 満月様顔貌
- c 副腎皮質ホルモンの産生の亢進

7 **a** 甲状腺機能低下症は、甲状腺ホルモンの合成・分泌の低下や甲状腺機能障害が症状の原因となる。そのため、視床下部-下垂体への負のフィードバックに作用するT_3及びT_4が減少し、血中のTSHの分泌が増加する。うつ状態、易疲労感、徐脈、低血圧、粘液水腫、皮膚乾燥、体重増加、意欲低下、記憶力低下などが見られる。T_3及びT_4は肝臓におけるコレステロールの異化・排泄を促進しているため、甲状腺機能低下症では血清総コレステロール値は上昇する。なお、粘液水腫は非圧痕性の浮腫である。

8 **a** 続発性副甲状腺機能低下症では、副甲状腺ホルモンであるパラトルモン（PTH）の産生低下が起こり、低カルシウム血症、高リン血症が見られる。治療には、アルファカルシドールなどの活性型ビタミンD製剤、カルシウム静注などが用いられる。

9 **c** クッシング症候群とは、コルチゾールの過剰分泌によって、さまざまな症状をきたすものの総称である（下垂体腺腫、副腎腫瘍など、原因はさまざま）。コルチゾールの分泌が過剰になることで、満月様顔貌、中心性肥満、高血圧、水牛様肩、糖尿病、骨粗鬆症、筋力低下、皮膚の菲薄化、精神障害などが起こる。

10 **a** 少量デキサメタゾン抑制試験で陰性（血中コルチゾール5μg/dL以上）を示し、大量デキサメタゾン抑制試験で陽性（血中コルチゾールの抑制）を示す疾患はクッシング病である。クッシング病は、クッシング症候群のうち、下垂体腺腫が原因のものをいう。

11 **c** クッシング病は、下垂体腺腫によって副腎皮質刺激ホルモン（ACTH）が過剰分泌され、その結果コルチゾールが過剰分泌される疾患である。

12 **a** 褐色細胞腫によって、カテコールアミンの過剰分泌が生じる。そのため、高血圧、代謝亢進、高血糖、頭痛、発汗過多などの症状が見られる。満月様顔貌や副腎皮質ホルモンの産生亢進は、クッシング症候群で見られる所見である。

第5章 代謝系・内分泌系の疾患

13 褐色細胞腫に伴う高血圧の治療に用いる薬剤として適切なのはどれか。
- a プロプラノロール
- b カンデサルタン
- c ドキサゾシン

 14 原発性アルドステロン症の臨床所見として、正しいのはどれか。
- a 低血圧症
- b 低カリウム血症
- c レニン活性の上昇

15 原発性アルドステロン症の治療薬として適切な薬剤はどれか。
- a トリクロルメチアジド
- b スピロノラクトン
- c アリスキレン

 16 アジソン病の典型的な所見で適切でないのはどれか。
- a 低血圧
- b 血清カリウム値の低下
- c 色素沈着

 17 尿崩症はバソプレシンの合成・分泌が低下しているものを腎性尿崩症、腎臓のバソプレシンに対する反応低下を中枢性尿崩症と分類される。

18 中枢性尿崩症では、尿浸透圧が上昇する。

13 **c** 褐色細胞腫に伴う高血圧の治療には、ドキサゾシンなどの α_1 受容体遮断薬が用いられる。プロプラノロールなどの β 受容体遮断薬は、高血圧クリーゼを引き起こすことがあるため、褐色細胞腫患者への単独投与は禁忌である（β 受容体に結合できなかったアドレナリン及びノルアドレナリンが、α_1 受容体の刺激に向かい、血圧が上昇する）。カンデサルタンは、褐色細胞腫に伴う高血圧症に適応はない。

14 **b** 原発性アルドステロン症では、副腎皮質球状層からアルドステロンの過剰分泌が生じているため、症状には高血圧症や低カリウム血症が見られる。また、アルドステロンによる負のフィードバックにより、レニンの活性は低下している。

15 **b** スピロノラクトンは、アルドステロン受容体遮断作用を示すため、原発性アルドステロン症に用いられる。トリクロルメチアジドは、主として遠位尿細管における Na^+-Cl 共輸送系を抑制し降圧利尿作用を示すが、低カリウム血症を呈するおそれがあるため、不適切である。アリスキレンは、直接的レニン阻害薬であり、原発性アルドステロン症では、レニン活性が低下しているため、適切ではない。

16 **b** アジソン病では、副腎皮質の病変による副腎皮質ホルモン（アルドステロン、コルチゾール、副腎アンドロゲン）の分泌低下が生じている。アルドステロンの分泌低下により、ナトリウムの再吸収が抑制され血清ナトリウム値が低下するため、低血圧をきたす。さらに、アルドステロンの分泌低下はカリウムの排泄を抑制するため、血清カリウム値は上昇する。また、コルチゾールによる負のフィードバックが解除されるためACTHが増加し、皮膚の色素沈着をきたすことがある。

17 **✕** 尿崩症は、バソプレシンの合成・分泌が低下しているものを中枢性尿崩症、腎臓のバソプレシンに対する反応性低下を腎性尿崩症と分類される。

18 **✕** 中枢性尿崩症では、バソプレシンの合成・分泌が低下しているため、腎臓での水の再吸収が低下し、尿中の水分が増加するため、尿浸透圧は低下する（尿が低濃度になると理解するとよい）。

第5章 代謝系・内分泌系の疾患

19 ★★★ ☑☑☑ 中枢性尿崩症では、近位尿細管が障害されている。

20 ★★★ ☑☑☑ 中枢性尿崩症では、血清ナトリウム値が低下する。

21 ★★★ ☑☑☑ 尿崩症は、バソプレシン試験で中枢性と腎性の鑑別を行う。

22 ★★★ ☑☑☑ ロペラミドとデスモプレシンの相互作用はCYP3Aによる代謝阻害により起こる。

23 ★★★ ☑☑☑ 甲状腺機能低下症では、うつ状態が見られる。

24 ★★★ ☑☑☑ 甲状腺機能低下症では、体重減少が見られる。

25 ★★★ ☑☑☑ 甲状腺機能低下症では、血中の甲状腺刺激ホルモン (TSH) 濃度低下が見られる。

26 ★★★ ☑☑☑ 甲状腺機能低下症では、血清総コレステロール値の上昇が見られる。

27 ★★★ ☑☑☑ 甲状腺機能低下症では、動悸が見られる。

28 ★★★ ☑☑☑ 橋本病では、体重が著しく減少する。

29 ★★★ ☑☑☑ 橋本病では、頻脈が認められる。

30 ★★★ ☑☑☑ 橋本病では、高コレステロール血症が認められる。

19	✕	中枢性尿崩症では、主に下垂体後葉の障害によりバソプレシン分泌能が低下する。
20	✕	中枢性尿崩症では、ナトリウム排泄量の増加を伴わずに尿量が増加するため、体内の血液が濃縮され、相対的に血清ナトリウム値が上昇する。
21	○	尿崩症は、バソプレシン試験で中枢性と腎性の鑑別を行う。中枢性では、投与したバソプレシンの反応は見られるため、尿量低下、尿浸透圧の上昇が見られる。腎性では、投与したバソプレシンが腎で反応しないため、尿量は不変であり、尿浸透圧の上昇を認めない。なお、浸透圧上昇≒濃度上昇と考えるとよい。
22	✕	ロペラミドの消化管運動抑制作用により、デスモプレシンの消化管吸収量が増加すると考えられている。
23	○	甲状腺機能低下症では、T_3及びT_4の分泌が低下し、うつ状態に陥ることがある。
24	✕	甲状腺機能低下症では、T_3及びT_4の分泌が低下し、全身の代謝が低下するため、体重は増加する。
25	✕	甲状腺機能低下症は、甲状腺ホルモンの合成・分泌の低下や甲状腺機能障害が症状の原因となる。そのため、視床下部-下垂体への負のフィードバックに作用するT_3及びT_4が減少し、血中のTSHの分泌が増加する。
26	○	T_3及びT_4は、肝臓におけるコレステロールの異化・排泄を促進するため、甲状腺機能低下症では、血清総コレステロール値は上昇する。
27	✕	甲状腺機能低下症では、T_3及びT_4の分泌が低下し、全身の代謝が低下するため、徐脈になる。
28	✕	橋本病は、代表的な甲状腺機能低下症であり、粘液水腫、体重増加、意欲低下、皮膚乾燥などの症状が見られる。
29	✕	橋本病は、代表的な甲状腺機能低下症であり、徐脈が認められる。
30	○	橋本病は、代表的な甲状腺機能低下症であり、コレステロールから胆汁酸への異化・排泄能が低下し、LDLコレステロール値が上昇する。

第5章　代謝系・内分泌系の疾患

31 ★★★ 橋本病では、血清甲状腺刺激ホルモン(TSH)値が高い。

32 ★★★ 橋本病では、副甲状腺ホルモンの分泌が亢進している。

33 ★★★ プロピルチオウラシルは、催奇形性の報告があるので薬剤服用中は妊娠を避ける必要がある。

34 ★★★ プロピルチオウラシルは、甲状腺ホルモンの分泌を抑える薬である。

35 ★★★ プロピルチオウラシルは、規則的に数ヶ月間服用し、症状が改善したら減薬できる。

36 ★★★ バセドウ病では、海藻類を積極的に摂取するとよい。

37 ★★★ プロピルチオウラシルを服用中は、定期的な血液検査が必要である。

38 ★★★ 原発性副甲状腺機能亢進症は、骨形成の促進を伴う。

39 ★★★ 二次性副甲状腺機能亢進症は、高カルシウム血症を示す。

40 ★★★ 原発性及び二次性副甲状腺機能亢進症ともに、血清副甲状腺ホルモン(PTH)高値を示す。

31 ○ 橋本病は、代表的な甲状腺機能低下症であり、脳下垂体前葉への負のフィードバックの減弱により、血清TSH値は上昇する。

32 ✕ 橋本病は、代表的な甲状腺機能低下症であり、副甲状腺ホルモンへの影響はない。バセドウ病などで手術により甲状腺切除を行った際に、術後の合併症で副甲状腺ホルモンの分泌が低下することがある。

33 ✕ 妊娠初期の抗甲状腺薬の投与は、チアマゾールよりもプロピルチオウラシルの方がよいとされている。プロピルチオウラシルの妊娠中の投与に関する安全性は確立しておらず、胎児に甲状腺腫、甲状腺機能低下を起こすとの報告がある。

34 ○ プロピルチオウラシルは、ペルオキシダーゼ阻害により、ヨウ素のチログロブリンへの結合を阻害することで、T_3及びT_4の合成を阻害する。

35 ○ プロピルチオウラシルは、甲状腺機能亢進症状がほぼ消失したなら1〜4週間ごとに漸減する。

36 ✕ バセドウ病では、甲状腺ホルモンを構成するヨウ素を多量に含む海藻類は控えるように指導する。ヨウ素の過剰摂取はT_3及びT_4の分泌を抑制し、バセドウ病治療へ悪影響を与えるおそれがある。

37 ○ プロピルチオウラシルやチアマゾールの副作用で無顆粒球症が現れることがあるので、投与中は定期的に血液検査を行い、異常が認められた場合は投与を中止するなど適切な処置を行う。

38 ✕ 原発性副甲状腺機能亢進症は、副甲状腺の腺腫・過形成・がんなどによって副甲状腺ホルモン（PTH）の過剰分泌が引き起こされ、骨吸収が亢進する。

39 ✕ 二次性副甲状腺機能亢進症は、基礎疾患による慢性的な低カルシウム血症や高リン血症が原因となり、PTHの分泌が亢進されている状態である。

40 ○ 副甲状腺機能亢進症では、原発性・二次性ともに、PTHの分泌が亢進されている。

第5章 代謝系・内分泌系の疾患

41 ★★★ ☑☑☑ 原発性副甲状腺機能亢進症は、副甲状腺がんに由来するものが多い。

42 ★★★ ☑☑☑ 維持透析下に副甲状腺機能亢進症を発症した患者には、シナカルセトが有効である。

43 ★★★ ☑☑☑ クッシング症候群では、副腎髄質からグルココルチコイドが慢性的に過剰分泌される。

44 ★★★ ☑☑☑ クッシング症候群では、中心性肥満、水牛様肩などの症状がある。

45 ★★★ ☑☑☑ クッシング症候群では、血中コルチゾールの日内変動が消失する。

46 ★★★ ☑☑☑ クッシング病では、デキサメタゾン大量抑制試験でも、コルチゾールの分泌抑制が起こらない。

47 ★★★ ☑☑☑ 健常者におけるコルチゾールの分泌は、朝は少なく、夜にかけて多くなる。

41 ✕ 原発性副甲状腺機能亢進症とは、副甲状腺の腺腫・過形成・がんなどによってPTHの過剰分泌を生じているものをいう。その中でも腺腫が原因となるものが最も多い。

42 ◯ シナカルセトは、副甲状腺細胞のCa²⁺受容体刺激により、血中にCa²⁺が豊富にあるように見せかけることで、PTHの分泌を抑制する。副甲状腺機能亢進による、PTHの過剰分泌を改善する。

43 ✕ クッシング症候群では、副腎皮質からのグルココルチコイド(コルチゾール)が過剰分泌される。

44 ◯ クッシング症候群では、満月様顔貌、中心性肥満、高血圧、水牛様肩、糖尿病、骨粗鬆症、筋力低下、皮膚の菲薄化、精神障害などが起こる。

45 ◯ クッシング症候群の確定診断の1つに、血中コルチゾールの日内変動の消失(深夜血中コルチゾール値7.5μg/dL以上)がある。

46 ✕ クッシング病では、デキサメタゾン大量抑制試験において、コルチゾールの分泌抑制が見られ、確定診断の1つに用いられる。

47 ✕ 健常者におけるコルチゾールの分泌は、朝に最も多く、夜にかけて少なくなる。ステロイド薬は、コルチゾールを基につくられているため、血中コルチゾールの日内変動に合わせるためにも朝に重点的に投与することが多い。

第5章 代謝系・内分泌系の疾患

Column 糖尿病と遺産効果

　2023年現在、日本の糖尿病患者は、約1000万人いるといわれていますが、予備軍も含めると約2000万人と推計され、ここ15年で約1.5倍ほどに増加しています。

　糖尿病では様々な症状が現れますが、初期は自覚症状に乏しく、糖尿病と診断されたほとんどの人は無症状といわれています。健康診断では空腹時血糖値やHbA1c（過去1〜2ヶ月前の平均的な血糖値を反映）が測定されますが、空腹時血糖やHbA1cの値はさほど高くないにも関わらず、食後血糖のみが高値となる、「隠れ糖尿病」の増加も問題となっています。

　食後高血糖も血管障害を招く大きな要因となりますが、経口グルコース負荷試験など、専門の検査でないと見つけられません。健康診断の結果で少しでも血糖値が気になるようであれば、こうした専門の検査を受けてみるのもよいでしょう（思わぬ発見があるかも知れません…）。

　糖尿病は、状態が悪くなってから慌てて血糖コントロールを頑張っても、症状は回復しません。長期間の血糖コントロールが合併症の発現などの予後を左右し、このことを「遺産効果（レガシーエフェクト）」といいます。糖尿病では、「糖尿病の早期発見」と「根気強い治療の継続」が大切です。

感覚器・皮膚の疾患

第6章 感覚器・皮膚の疾患

3択

1 ★★★
☑☑☑
原発性緑内障について誤っているのはどれか。
a 眼圧が上昇する。
b 瞳孔が縮小する。
c 視神経が萎縮する。

2 ★★☆
☑☑☑
緑内障患者に一般用医薬品を推奨する場合、避けるべき成分はどれか。
a ジヒドロコデイン
b クロルフェニラミン
c カフェイン

3 ★★☆
☑☑☑
急性閉塞隅角緑内障における最初に行う治療法として適切でないのはどれか。
a マンニトールを点滴静注する。
b アセタゾラミドを静注する。
c ピレノキシンを点眼する。

4 ★★★
☑☑☑
白内障に関する記述のうち、正しいのはどれか。
a 若い女性に好発する。
b 無痛性の視力低下を伴う。
c 水晶体の混濁は薬物治療で完治できる。

5 ★★☆
☑☑☑
加齢黄斑変性の症状はどれか。
a 霧視
b 眼圧の上昇
c 中心視野の欠損

正誤

6 ★★★
☑☑☑
レボドパは、原発性閉塞隅角緑内障の患者には投与禁忌である。

7 ★★☆
☑☑☑
ラタノプロストは、ぶどう膜強膜流出路からの房水の流出を促進させる。

解答　眼の疾患

1　b　原発性緑内障は、開放隅角緑内障と閉塞隅角緑内障に分類される。ともに、眼圧の上昇、視神経の萎縮が見られる。瞳孔が縮小することはない。また、開放隅角緑内障では、眼圧が正常にもかかわらず視神経に障害をきたす、正常眼圧緑内障が見られることがある。

2　b　クロルフェニラミンは、抗コリン作用があるため、緑内障患者に対しての推奨は避けるべきである。抗コリン薬は眼圧上昇の観点から、閉塞隅角緑内障患者には投与禁忌であり、開放隅角緑内障患者には慎重投与である。

3　c　ピレノキシンは、白内障の治療薬である。マンニトールは、浸透圧性の眼圧降下薬である。アセタゾラミドは毛様体上皮中に存在する炭酸脱水酵素を阻害することによって房水の産生を抑制し、眼圧を降下させる。

4　b　白内障は、先天的に水晶体の白濁を認める先天性白内障と加齢・ステロイド薬の長期使用・糖尿病などを原因とする後天性白内障に分類される。無痛性の視力低下を伴う疾患で、発症原因は加齢が最も多い。薬物療法は症状の進行抑制を目的としており、視力回復には手術が必要である。

5　c　加齢黄斑変性症は、加齢に伴い生成される脈絡膜新生血管による網膜障害により起こり、中心視力の低下、中心暗点、変視症、色覚異常などが見られる。霧視は白内障やぶどう膜炎、眼圧の上昇は緑内障で見られる。

6　○　レボドパは、閉塞隅角緑内障の患者には、眼圧上昇を起こし、症状が悪化するおそれがあるため投与禁忌である。レボドパは、慢性開放隅角緑内障患者に対してであれば慎重投与である。

7　○　ラタノプロストは、PGF$_{2\alpha}$受容体を刺激し、ぶどう膜強膜流出路からの眼房水排出を促進させることで眼圧下降作用を示す。眼の周りや虹彩への色素沈着の副作用が特徴的である。

8	★★★ ☑☑☑	ドルゾラミドは、毛様体上皮細胞の炭酸脱水酵素を阻害して房水産生を抑制する。
9	★★★ ☑☑☑	チモロールの点眼薬は、気管支喘息のある患者には投与禁忌である。
10	★★★ ☑☑☑	ジピベフリンは、原発性閉塞隅角緑内障の患者に用いられる。
11	★★★ ☑☑☑	正常眼圧は10 ～ 20mmHgである。
12	★★★ ☑☑☑	緑内障では、眼圧コントロールが不良となり視神経が高度に障害されると、その機能は薬物治療によっては回復しない。
13	★★★ ☑☑☑	ラタノプロストは、毛様体における房水の産生を抑制し眼圧を低下させる。
14	★★★ ☑☑☑	ラタノプロストの副作用に虹彩色素沈着がある。
15	★★★ ☑☑☑	カルテオロールは、ぶどう膜強膜流出経路からの房水の流出を促進し眼圧を低下させる。
16	★★★ ☑☑☑	緑内障では角膜が混濁している。
17	★★★ ☑☑☑	閉塞隅角緑内障では、隅角が狭まり房水の流出路が閉ざされることで眼痛が起きる。
18	★★★ ☑☑☑	緑内障では水晶体混濁が認められる。
19	★★★ ☑☑☑	緑内障では、眼底検査で網膜視神経線維欠損が認められる。

8	○	ドルゾラミドは毛様体に存在する炭酸脱水酵素を阻害し、眼房水産生を抑制することで眼圧下降作用を示す。
9	○	チモロールは、非選択的β受容体遮断薬であり、β_2受容体遮断による血管収縮作用により、眼房水産生を抑制し、眼圧を下降させる。ただ、気管支の収縮を招くため、気管支喘息のある患者には投与禁忌である。
10	×	ジピベフリンは、アドレナリンのプロドラッグであり、α_1受容体刺激による血管収縮作用などにより、眼房水産生抑制及び排出促進を起こし、眼圧を下降させ、開放隅角緑内障に用いられる。狭隅角や前房が浅いなどの眼圧上昇の素因のある者には、急性閉塞隅角緑内障発作のおそれがあるため投与禁忌である。
11	○	正常眼圧は10 〜 20mmHgである。
12	○	緑内障による視神経障害や視野障害は不可逆的である。そのため、早期発見、早期治療が重要となる。
13	○	ラタノプロストは、$PGF_{2\alpha}$受容体を刺激し、ぶどう膜強膜流出路からの眼房水排出を促進させる。
14	○	ラタノプロストには、眼の周りや虹彩への色素沈着の副作用がある。入浴前の点眼や、点眼後の洗顔が、色素沈着の予防には有効である。
15	×	カルテオロールは、非選択的β受容体遮断薬であり、β_2受容体遮断により、眼房水の産生を抑制し、眼圧を下降させる。
16	×	緑内障では角膜の混濁は見られない。白内障では、水晶体の混濁が認められる。
17	○	閉塞隅角緑内障は、虹彩の癒着や膨隆に伴う房水流出遮断による眼圧上昇により激しい眼痛や頭痛が起きることがある。
18	×	緑内障では水晶体混濁は見られない。水晶体混濁が見られるのは、白内障である。
19	○	緑内障では、眼底検査で網膜視神経線維欠損が認められる。

第6章　感覚器・皮膚の疾患

20 ★★★ ☑☑☑　白内障は、眼球内の水晶体が混濁した状態をいう。

21 ★★★ ☑☑☑　後天性白内障の一因に、副腎皮質ステロイド薬の副作用がある。

22 ★★★ ☑☑☑　白内障において、混濁した水晶体を薬物療法で再び透明にすることは困難である。

23 ★★★ ☑☑☑　白内障の初期に、毛様体細胞の膨化が認められる。

24 ★★★ ☑☑☑　ピレノキシン点眼剤が、白内障の治療に用いられる。

6-2　耳鼻咽喉疾患

3択

1 ★★★ ☑☑☑　メニエール病の典型的な病態及び症状に<u>該当しない</u>のはどれか。
　　a　難聴
　　b　耳鳴
　　c　浮動性めまい

2 ★★★ ☑☑☑　動揺病による嘔気の予防に用いられるのはどれか。
　　a　イソソルビド
　　b　ジフェニドール
　　c　ジメンヒドリナート

3 ★★★ ☑☑☑　アレルギー性鼻炎の治療薬として、正しいのはどれか。
　　a　シメチジン
　　b　クラリスロマイシン
　　c　セチリジン

20	○	白内障は、水晶体中タンパク質の変異による水晶体の混濁が原因である。
21	○	白内障は、先天的に水晶体の白濁を認める先天性白内障と加齢・ステロイド薬の長期使用・糖尿病などを原因とする後天性白内障に分類される。
22	○	白内障の治療には、進行の抑制を目的としてピレノキシンやグルタチオンが用いられる。手術では、超音波水晶体乳化吸引術により濁った水晶体を取り除き、人工水晶体（眼内レンズ）を挿入して視力を回復する。
23	×	白内障では、水晶体上皮細胞の線維化、増殖、分化が認められる。
24	○	白内障の治療には、進行の抑制を目的としてピレノキシンやグルタチオンが用いられる。

解答　耳鼻咽喉疾患

1 c 浮動性めまいは、高血圧症、うつ病、脳疾患（脳梗塞や脳出血、脳腫瘍など）で見られることが多く、「身体がふわふわと浮くような感覚」「まっすぐ歩けない」などの症状が現れる。メニエール病は、内耳のリンパ液増加による内耳迷路の過剰刺激が原因となり、反復性の回転性めまい、耳鳴り、難聴をきたす。

2 c ジメンヒドリナートは、中枢にてH_1受容体遮断作用を示し、動揺病やメニエール病などに伴うめまいや悪心・嘔吐の改善に用いられる。イソソルビドは、浸透圧性利尿薬でありメニエール病などに用いる。ジフェニドールは、内耳障害に基づくめまいに用いられる。

3 c セチリジンは、H_1受容体遮断及びケミカルメディエーター遊離抑制作用を示し、アレルギー性疾患に用いられる。シメチジンは、H_2受容体遮断作用により、胃酸分泌を抑制する。クラリスロマイシンは、マクロライド系抗菌薬である。

4 ★★★ アレルギー性鼻炎に関する記述のうち、正しいのはどれか。
    a　IgE抗体が関与している。
    b　ハウスダストやダニは季節性アレルギー性鼻炎の原因である。
    c　花粉症の原因としてヒノキ花粉が最も多い。

5 ★★★ メニエール病におけるめまいは反復性である。

6 ★★★ メニエール病では、蝸牛内のリンパ液が減少している。

7 ★★★ メニエール病における聴力は正常である。

8 ★★★ メニエール病では、ベタヒスチンが内服で用いられる。

9 ★★★ メニエール病では、プロプラノロールが静注で用いられる。

10 ★★★ メニエール病では、プロカテロールが内服で用いられる。

11 ★★★ 副鼻腔内の細菌感染による急性炎症が急性副鼻腔炎であり、いわゆる蓄膿症と呼ばれる。

12 ★★★ 急性副鼻腔炎の主な起炎菌は、インフルエンザ菌、肺炎球菌及びブドウ球菌である。

13 ★★★ 急性副鼻腔炎が、かぜ症候群に続発することはまれである。

14 ★★★ 急性副鼻腔炎は、上気道炎に続いて起こることが多い。

15 ★★★ 急性副鼻腔炎の起因菌は、黄色ブドウ球菌が最も多い。

16 ★★★ 慢性副鼻腔炎は、急性副鼻腔炎の症状が遷延して3週間以上続く状態をいう。

17 ★★★ 慢性副鼻腔炎の症状として、嗅覚障害、頬部痛及び頭痛がある。

4 **a** アレルギー性鼻炎は、鼻粘膜のⅠ型アレルギー性疾患であり、IgE抗体が関与している。季節性アレルギー性鼻炎の主な原因は花粉であり、花粉の中でもスギ花粉が最多である。ハウスダストやダニが原因となるのは、通年性アレルギー性鼻炎である。

5 **〇** メニエール病では、反復性の回転性めまいが見られる。

6 **×** メニエール病では、内耳(蝸牛、半規管、前庭)のリンパ液の増加が原因となる。

7 **×** メニエール病では、難聴が見られる。

8 **〇** ベタヒスチンはヒスタミン様作用を持ち、内耳微小循環を改善することにより、メニエール病や眩暈症に用いられる。

9 **×** プロプラノロールは、β受容体遮断薬であり、高血圧、不整脈、狭心症などに用いられる。

10 **×** プロカテロールは、β_2受容体刺激薬であり、気管支喘息、慢性気管支炎などの治療に用いられる。

11 **×** 副鼻腔内の細菌感染による急性炎症が急性副鼻腔炎であり、90日以上炎症が継続するものは慢性副鼻腔炎、いわゆる蓄膿症といわれる。

12 **〇** 急性副鼻腔炎の主な起炎菌は、インフルエンザ菌、肺炎球菌及びブドウ球菌である。

13 **×** 急性副鼻腔炎は、かぜ症候群(上気道炎)に引き続いて発症することが多い。

14 **〇** 急性副鼻腔炎は、上気道炎に続いて起こることが多い。

15 **×** 急性副鼻腔炎の起因菌は、肺炎球菌、インフルエンザ球菌が多く、他に黄色ブドウ球菌なども原因となる。

16 **×** 副鼻腔炎のうち、30日未満で症状が消失するものを急性副鼻腔炎といい、90日以上継続するものを慢性副鼻腔炎という。

17 **〇** 慢性副鼻腔炎の症状として、嗅覚障害、頬部痛及び頭痛がある。

18 ★★★ ☑☑☑ 慢性副鼻腔炎の治療として、ニューキノロン系抗菌薬の少量長期投与が有効である。

19 ★☆☆ ☑☑☑ 扁桃炎とは、ワルダイエル咽頭輪に属するリンパ組織の炎症である。

20 ★★☆ ☑☑☑ 中耳炎は鼻炎、咽頭炎に続いて発症することが多い。

21 ★☆☆ ☑☑☑ 急性中耳炎は成人に好発し、耳痛と耳漏が主症状である。

22 ★★★ ☑☑☑ 急性中耳炎では、軽症でも初期から抗菌薬を投与する。

23 ★★☆ ☑☑☑ 慢性中耳炎の主な起因菌は肺炎球菌、インフルエンザ菌、モラクセラ・カタラーリスである。

24 ★★☆ ☑☑☑ 慢性中耳炎の主症状は、耳漏と難聴である。

25 ★★★ ☑☑☑ アレルギー性鼻炎における鼻漏は、膿性鼻漏に移行することが多い。

26 ★★★ ☑☑☑ アレルギー性鼻炎におけるくしゃみ、鼻汁、鼻閉はⅠ型アレルギー反応による。

27 ★★☆ ☑☑☑ アレルギー性鼻炎において、鼻内所見で鼻粘膜に発赤が見られる。

28 ★★★ ☑☑☑ アレルギー性鼻炎において、くしゃみの症状がひどくなる場合は、セラトロダストを追加する。

29 ★★☆ ☑☑☑ アレルギー性鼻炎における鼻づまりの症状がひどくなる場合は、アドレナリンα受容体遮断作用を有する点鼻薬を追加する。

18	×	慢性副鼻腔炎に対しては、マクロライド系抗菌薬(クラリスロマイシンなど)の少量長期投与が有効である。
19	○	扁桃炎とは、主にA群β溶血性レンサ球菌による感染により、自己抗体が産生され、Ⅲ型アレルギー反応により、ワルダイエル咽頭輪に属するリンパ組織が炎症を起こすものをいう。
20	○	急性中耳炎は、肺炎球菌、インフルエンザ球菌、モラクセラ・カタラーリスなどによる感染が原因となり、主に上気道炎に続発する。
21	×	急性中耳炎は、幼児や小児に好発し、発熱、耳痛、耳閉感、耳漏などの症状が見られる。
22	×	急性中耳炎では、軽症時では3日間経過観察を行う。それでも改善しない場合は、抗菌薬の投与や鼓膜切開による排膿が行われる。
23	×	慢性中耳炎の主な起因菌は、グラム陰性桿菌や黄色ブドウ球菌などである。インフルエンザ菌、モラクセラ・カタラーリスが原因となる疾患は、急性中耳炎である。
24	○	慢性中耳炎の主症状は、耳漏と難聴である。
25	×	アレルギー性鼻炎は、くしゃみ、水性鼻漏、鼻閉の三主徴があり、感染が原因となる場合は少なく、膿性鼻漏に移行する可能性は低い。
26	○	アレルギー性鼻炎におけるくしゃみ、鼻汁、鼻閉はⅠ型アレルギー反応による。
27	○	アレルギー性鼻炎において、鼻内所見で鼻粘膜に発赤が見られる。
28	×	セラトロダストは、TXA_2(プロスタノイドTP)受容体遮断により、トロンボキサンによる気管支収縮やアレルギー反応を抑制し、気管支喘息に用いられる。
29	×	アレルギー性鼻炎における鼻詰まりには、ナファゾリン点鼻薬などのα_1受容体刺激薬が用いられる。

30 ★★★ ☑☑☑ アレルギー性鼻炎において、エピナスチンのかわりにフェキソフェナジンを使用することも可能である。

31 ★★★ ☑☑☑ ビラスチンは、1日1回空腹時に服用する。

32 ★★★ ☑☑☑ レボセチリジンは、鼻汁分泌を抑制し、アレルギー性鼻炎に用いる。

33 ★★★ ☑☑☑ エピナスチン点眼液を使用するときは、コンタクトレンズを外す必要がない。

34 ★★★ ☑☑☑ 眼のかゆみなどの症状がひどいときには、エピナスチン点眼液を一度に2滴以上続けて点眼することが好ましい。

6-3 皮膚疾患

1 ★★★ ☑☑☑ アトピー性皮膚炎に関する記述のうち、最も適切なのはどれか。
- a 皮膚のバリア機能が亢進している。
- b 対症療法が治療の中心となる。
- c 湿疹は左右非対称に見られる。

2 ★★★ ☑☑☑ アトピー性皮膚炎の初期治療として適切なのはどれか。
- a ベタメタゾンの外用
- b タクロリムスの内服
- c フェキソフェナジンの内服

30 ○ エピナスチンとフェキソフェナジンは、H_1受容体遮断作用及びケミカルメディエーター遊離抑制作用により、アレルギー性疾患に用いられる。

31 ○ ビラスチンは、食後投与では血中濃度曲線下面積（AUC）が低下するため、1日1回空腹時に経口投与する。

32 ○ レボセチリジンは、ラセミ体であるセチリジンのR-エナンチオマー製剤である。H_1受容体遮断作用により、鼻汁分泌を抑制し、アレルギー性鼻炎などに用いられる。

33 ○ エピナスチン点眼液は、防腐剤であるベンザルコニウムが入っていないため、コンタクトレンズの上から使用できる。他にも、ドライアイに用いられるジクアホソル点眼液もベンザルコニウムが入っていないためコンタクトレンズの上から使用できる。

34 × 点眼液全般において、1回に1滴以上点眼しても吸収されずに溢れ出てしまう。1回に2滴以上の点眼で、効果が増強するわけではないため、不適切である。

解答　皮膚疾患

1 b アトピー性皮膚炎は、皮膚バリア機能の低下やⅠ型アレルギー反応により起こる。掻痒、左右対称性に顔面・頸部・四肢屈曲部に湿疹などの症状が見られ、治療はステロイド薬による対症療法が中心となる。

2 a アトピー性皮膚炎の治療は、対症療法が中心となり、炎症の鎮静を目的としてステロイド薬の外用が用いられ、必要に応じて保湿剤や抗アレルギー剤なども用いる。ステロイド薬以外では、タクロリムス軟膏やヤヌスキナーゼ（JAK）阻害剤であるデルゴシチニブ軟膏なども用いられる。

3 ★★★
☑ ☑ ☑
アトピー性皮膚炎の初期治療として適切なのはどれか。
a　テルビナフィンの外用
b　ヒドロコルチゾン酪酸エステルの外用
c　モンテルカストの内服

4 ★★★
☑ ☑ ☑
細菌感染が原因となる皮膚疾患はどれか。
a　蜂窩織炎
b　尋常性乾癬
c　帯状疱疹

5 ★★★
☑ ☑ ☑
深達度による褥瘡分類で、組織欠損が皮下組織にまで及ぶのはどれか。
a　ステージⅠ
b　ステージⅡ
c　ステージⅢ

6 ★★★
☑ ☑ ☑
ベッド接触面の皮膚に、圧迫しても消退しない限定的な発赤ができている褥瘡患者に対する治療として不適切なのはどれか。
a　精製白糖・ポビドンヨードによる創面保護
b　積極的な体位変換
c　栄養状態の改善

正誤

7 ★★★
☑ ☑ ☑

アトピー性皮膚炎の非免疫学的要因として、皮膚バリアー機能の低下がある。

8 ★★★
☑ ☑ ☑
アトピー性皮膚炎では、血清IgG値が増加する。

9 ★★★
☑ ☑ ☑

アゼラスチンでは、眠気を起こさない。

10 ★★★
☑ ☑ ☑

アトピー性皮膚炎では、タクロリムス軟膏が使用できる。

3 **b** アトピー性皮膚炎の治療は、対症療法が中心となり、炎症の鎮静を目的としてヒドロコルチゾンのようなステロイド薬の外用が用いられ、必要に応じて保湿剤や抗アレルギー剤なども用いる。テルビナフィンは抗真菌薬であり、モンテルカストはロイコトリエン受容体遮断作用により気管支喘息や、アレルギー性鼻炎に用いられる。

4 **a** 蜂窩織炎は、黄色ブドウ球菌やA群β溶血性レンサ球菌の感染により起こり、下肢に好発する真皮深層及び皮下組織の急性膿皮症の1つである。尋常性乾癬は、原因不明だが免疫機構の異常が関わっていると考えられている。帯状疱疹は、水痘・帯状疱疹ウイルス(VZV)感染が原因となる。

5 **c** 褥瘡の深達度分類は、NPUAP分類によりⅠ～Ⅳに分類される。Ⅰ：持続する発赤、Ⅱ：真皮までの損傷、Ⅲ：皮下組織までの損傷、Ⅳ：皮下組織を超える損傷、関節腔・体腔に至る損傷。深さが判定不能な場合もある。したがって本問では、ステージⅢに該当する。

6 **a** 精製白糖・ポビドンヨードには、白糖の滲出液吸収作用とポビドンヨードの抗菌作用があるため、滲出液が多い褥瘡に用いられる。体位変換は褥瘡の予防と治療に有効であり、積極的に行うことが推奨されている。また、低栄養は褥瘡のリスクファクターでもあるため、栄養状態の改善も重要である。

7 ○ アトピー性皮膚炎の非免疫学的要因として、皮膚バリアー機能の低下がある。

8 × アトピー性皮膚炎は、主にⅠ型アレルギー反応により起こるため、血清IgE値が増加する。

9 × アゼラスチンは、H_1受容体遮断薬で、アレルギー性疾患に用いられるが、眠気の副作用に注意する必要がある。

10 ○ アトピー性皮膚炎では、ステロイドの外用以外にも、タクロリムス軟膏が使用できる。タクロリムス軟膏は、塗布後に軽い刺激感が見られるが、多くの場合は問題ない。

第6章 感覚器・皮膚の疾患

11 ★★★ ☑☑☑ アトピー性皮膚炎の重症例では、タクロリムスの内服を行う。

12 ★★★ ☑☑☑ じん麻疹は、主に血管透過性亢進により生じる。

13 ★★★ ☑☑☑ じん麻疹の症状の1つに、血管性浮腫がある。

14 ★★★ ☑☑☑ じん麻疹の多くは、そう痒感を伴わない。

15 ★★★ ☑☑☑ 中毒性表皮壊死症(TEN)の早期に発熱は見られない。

16 ★★★ ☑☑☑ スティーブンス・ジョンソン症候群(SJS)は、失明の原因となりうる。

17 ★★★ ☑☑☑ スティーブンス・ジョンソン症候群(SJS)は、中毒性表皮壊死症(TEN)が重症化した病態である。

18 ★★★ ☑☑☑ スティーブンス・ジョンソン症候群(SJS)は、皮膚粘膜移行部に粘膜病変が認められる。

19 ★★★ ☑☑☑ スティーブンス・ジョンソン症候群(SJS)において薬剤性が疑われる場合は、原因薬物同定のために、内服誘発テストを行う。

20 ★★★ ☑☑☑ スティーブンス・ジョンソン症候群(SJS)の重症例では、副腎皮質ステロイド薬の外用剤が、第一選択薬として用いられる。

21 ★★★ ☑☑☑ スティーブンス・ジョンソン症候群(SJS)の治療には、副腎皮質ステロイド薬の局所投与を行う。

22 ★★★ ☑☑☑ 体動による摩擦は、褥瘡の主な発症要因である。

23 ★★★ ☑☑☑ 低栄養は、褥瘡のリスクファクターになる。

11 ✗ タクロリムスの内服は、臓器移植における拒絶反応の抑制などに用いられ、アトピー性皮膚炎では用いられない。シクロスポリンの内服は、既存治療で十分な効果が得られないアトピー性皮膚炎に用いられる。

12 ○ じん麻疹は、主に血管透過性亢進により生じ、掻痒、紅斑、膨疹などの症状が見られる。

13 ○ じん麻疹の症状の1つに、血管性浮腫がある。

14 ✗ じん麻疹は、肥満細胞からヒスタミンが放出されることにより、そう痒感を伴う。

15 ✗ TENは、早期から発熱や倦怠感を伴い、体表面積の10%以上に水疱やびらんなどが広がる重篤な皮膚障害であり、薬剤またはその代謝物が原因となるケースが多い。

16 ○ SJSでは、瞼球癒着、ドライアイ、失明などの後遺症を残すことがある。

17 ✗ SJSが重症化したものが、TENである。

18 ○ SJSは、皮膚粘膜移行部に粘膜病変が認められる。

19 ✗ 内服誘発試験は薬疹において原因薬剤を特定する最も信頼性の高い検査であるが、SJSやTENでは重篤な症状を誘発してしまう可能性があるため用いられない。

20 ✗ SJSの重症例では、原因薬物の中止はもちろん、ステロイド薬の全身投与を第一選択とし、十分な効果が得られない場合には、免疫グロブリン製剤大量投与や血漿交換療法を併用する。

21 ✗ SJSの治療は、原因薬剤の中止、ステロイド薬の全身投与、アナフィラキシーに対する治療などが行われる。

22 ✗ 皮膚の一定部位に圧迫が加わると、皮膚や軟部組織の血管が圧迫されて血流が途絶える。阻血状態が一定時間以上続くことにより生じる、不可逆的な組織壊死が褥瘡の原因となる。

23 ○ 褥瘡の発症要因として、活動・可動性の低下による皮膚の圧迫、低栄養、湿潤（多汗や失禁による）などがある。

Column 緑内障と失明

　緑内障は、眼圧上昇により視神経が障害されていく病気です（正常眼圧でも緑内障を発症することはあります）。

　緑内障は非常に多い疾患で、40歳以上の5%、60歳以上の10%以上が罹患しています。しかも、日本における失明の原因として最も多いのは、この緑内障です。

　緑内障は一度進行してしまうと元に戻す手段がない病気ですが、現在（2023年執筆時）では、早期に発見し、適切な治療を行えば失明にまで至ることはほぼありません。ただ、発症初期はあまり自覚症状がなく、発見が遅れる人や、せっかく発見できても治療を途中でやめてしまう人が多いのが問題です。

　患者さんにしっかりと病気のことを理解してもらい、治療の継続がいかに重要なのかを認識してもらうことが、緑内障治療では大切です。

第7章

感染症・悪性新生物（がん）

3択

1 レジオネラ・ニューモフィラ感染症及びその治療について正しいのはどれか。

　　a　原因菌は、グラム陰性球菌である。

　　b　市中肺炎の中で最も頻度が高い。

　　c　集団発生が見られる。

2 ストレプトコッカス・サリバリウス（緑色レンサ球菌の一種）による感染性心内膜炎患者に投与する抗菌薬と投与期間の組み合わせとして、適切なのはどれか。

	抗菌薬（注射）	投与期間
a	ベンジルペニシリン	4週間
b	メロペネム	4週間
c	バンコマイシン	1週間

3 メチシリン耐性黄色ブドウ球菌（MRSA）に有効な薬剤はどれか。

　　a　バンコマイシン

　　b　セファゾリン

　　c　ベンジルペニシリン

4 ニューモシスチス肺炎の治療に用いられる薬剤はどれか。

　　a　ST合剤

　　b　ガンシクロビル

　　c　フルコナゾール

5 赤痢菌（Shigella）による感染症の第一選択薬となるのはどれか。

　　a　β-ラクタム系

　　b　ニューキノロン系

　　c　アミノグリコシド系

解答　感染症

1　c　レジオネラ菌は、グラム陰性好気性桿菌であり、人工的な水循環設備（温泉、冷却塔、給湯設備、貯水槽など）で菌が増殖し、その菌を含んだ水やエアロゾルの吸入により集団感染を起こす。また、レジオネラ菌はヒト細胞内でも増殖するため、細胞膜を通過できないβ-ラクタム系抗菌薬は無効である。市中肺炎の多くは、肺炎球菌やインフルエンザ菌が原因となる。

2　a　感染性心内膜炎は、原則として2〜8週間以上の抗菌薬投与が行われる。ストレプトコッカス・サリバリウス（緑色レンサ球菌の一種）はベンジルペニシリン感受性である。起因菌がわかっているため、メロペネムなどの広域スペクトルを示す抗菌薬は基本的に用いない。バンコマイシンは、MRSAによる感染症などに用いられる。

3　a　MRSAは、β-ラクタム系（ペニシリン系、セフェム系など）抗菌薬に対して耐性を示す黄色ブドウ球菌である。バンコマイシンは、グリコペプチド系抗菌薬であり、MRSAによる感染症に用いられる。セファゾリンは、セフェム系抗菌薬であり、ベンジルペニシリンは、ペニシリン系抗菌薬である。

4　a　ニューモシスチス肺炎は、免疫不全状態者が真菌のニューモシスチス・イロベチイに感染することで起こる肺炎であり、治療にはST合剤などが用いられる。ST合剤は、スルファメトキサゾールとトリメトプリムを5対1で配合した薬剤である。2種類の葉酸合成阻害薬を用いることで相乗効果が得られる。ガンシクロビルはサイトメガロウイルス（CMV）感染症の治療薬であり、フルコナゾールはカンジダ症の治療薬である。

5　b　赤痢菌感染は、汚染飲食物の摂取により起こり、主な症状は腹痛、粘血便、悪寒、発熱などである。治療は補液などの対症療法のほか、ニューキノロン系薬を第一選択薬とした薬物療法が行われる。

6 ★★☆ コレラによる感染症に用いられる薬剤はどれか。
　　a　テトラサイクリン系
　　b　オキサゾリジノン系
　　c　アミノグリコシド系

7 ★☆☆ 数日前から続く腹痛を伴う下痢を訴えている患者に対する
治療薬として、不適切なのはどれか。
　　a　ロペラミド
　　b　ピコスルファート
　　c　ビフィズス菌

8 ★★☆ クラミジアに関する記述のうち、正しいのはどれか。
　　a　細胞内寄生菌である。
　　b　細胞壁にペプチドグリカンを有する。
　　c　感染症には β-ラクタム系抗菌薬が有効である。

9 ★★☆ 女性の性器クラミジア感染症で誤っているのはどれか。
　　a　自覚症状が現れやすい。
　　b　不妊の原因となることがある。
　　c　パートナーも治療が必要である。

10 ★★☆ 大腸菌による尿路感染症患者に推奨すべき抗菌薬として、
最も適切なのはどれか。
　　a　ベンジルペニシリン
　　b　セフトリアキソン
　　c　ダプトマイシン

11 ★★☆ 敗血症について正しいのはどれか。
　　a　徐脈となる。
　　b　血管透過性が低下する。
　　c　全身炎症性反応を認める。

6 **a** コレラ感染症では、腸管で産生される毒素（コレラエンテロトキシン）により米のとぎ汁様の激しい下痢、嘔吐が頻発し、脱水症状を起こす。脱水症状に対しては輸液を行う。薬物治療はテトラサイクリン系薬を第一選択とする。また、ニューキノロン系薬も有効である。

7 **b** ピコスルファートは、大腸刺激や水分吸収阻害作用を示す下剤であり、下痢を訴える患者には不適切である。ロペラミドは、μ受容体刺激により、アセチルコリンの遊離を抑制し、消化管運動を抑制する。ビフィズス菌は、腸内細菌叢の正常化をはかり、整腸作用を示す。

8 **a** クラミジアは、偏性細胞内寄生細菌であり、また、細胞壁にペプチドグリカンが存在しないため、β-ラクタム系抗菌薬が無効である。クラミジア感染症には、テトラサイクリン系、マクロライド系、ニューキノロン系の抗菌薬が用いられる。

9 **a** 女性の性器クラミジア感染症は無症状の場合が多く、クラミジアによる泌尿器・生殖器の性感染が原因となる。性感染症の中で最多であり、淋病などと混合感染していることが多い。放置すると骨盤内感染症などの上行感染を引き起こすこともある。反復感染を防ぐために、パートナーの治療も必要となる。

10 **b** 大腸菌は、グラム陰性通性嫌気性桿菌である。セフトリアキソンは第三世代セフェム系抗菌薬であり、グラム陰性菌は感受性が高い。ベンジルペニシリンは、グラム陽性球菌やグラム陰性球菌において感受性が高いが、グラム陰性桿菌への適応はない。ダプトマイシンは、環状リポペプチド系抗菌薬であり、MRSA感染症に用いられる。

11 **c** 敗血症では、感染症に対する制御不能な宿主反応による致死的な臓器障害により、頻脈、血管透過性の亢進、全身炎症性反応を認める。血液検査やquick SOFA（意識変容＝GCS15未満、収縮期血圧100mmHg以下、呼吸数22/分以上のうち2項目を満たすかどうか）で敗血症の診断が行われる。

第7章　感染症・悪性新生物（がん）

12 ★★★　帯状疱疹の治療薬はどれか。

    a　ガンシクロビル

    b　ザナミビル

    c　バラシクロビル

13 ★★★　ヒト免疫不全ウイルス（HIV）感染症で正しいのはどれか。

    a　無症候期がある。

    b　DNAウイルスによる。

    c　血液中のB細胞に感染する。

14 ★★★　HIV感染症の治療に用いられる薬剤として<u>不適切</u>なのはどれか。

    a　エファビレンツ

    b　アタザナビル

    c　エンテカビル

15 ★★★　風疹罹患後の児童の登校開始可能時期はどれか。

    a　解熱後3日

    b　発疹消失後

    c　色素沈着消失後

16 ★★★　空気感染する病原体はどれか。

    a　インフルエンザウイルス

    b　風疹ウイルス

    c　麻疹ウイルス

17 ★★★　麻疹に関して<u>誤っている</u>のはどれか。

    a　合併症として脳炎がある。

    b　感染力は発疹期が最も強い。

    c　2回のワクチン定期接種が行われている。

18 ★★★　イトラコナゾール服用中患者に推奨できる薬物として最も適切なのはどれか。

    a　トリアゾラム

    b　ロルメタゼパム

    c　エチゾラム

12 **c** バラシクロビルは、DNAポリメラーゼ阻害薬であり、単純疱疹、帯状疱疹などに用いられる。ガンシクロビルは、DNAポリメラーゼ阻害薬であり、サイトメガロウイルス (CMV) 感染症に用いられる。ザナミビルは、ノイラミニダーゼ阻害薬であり、A型、B型インフルエンザウイルス感染症に用いられる。

13 **a** HIV感染症は、急性感染期→無症候期（数〜 10年程度）→AIDS発症期という経過をたどる。HIVは、レトロウイルス科のRNAウイルスで、血液、精液・膣分泌液、母乳を経由して、CD4陽性リンパ球（ヘルパー T細胞）に感染する。

14 **c** エンテカビルは、DNAポリメラーゼ阻害により、B型肝炎に用いられるため不適切である。エファビレンツは逆転写酵素を阻害することで、アタザナビルはプロテアーゼを阻害することで、それぞれHIV-1感染症に用いられる。

15 **b** 風疹罹患後の児童の登校可能時期は、発疹消失後である。また、その他の感染症における児童の登校開始時期は、麻疹は解熱後3日、インフルエンザは発症後5日かつ解熱後3日である。

16 **c** 空気感染（飛沫核感染）する代表的な病原体は、麻疹ウイルス、結核菌、水痘・帯状疱疹ウイルスがある。インフルエンザウイルス、風疹ウイルスの感染経路は、主に飛沫感染である。

17 **b** 麻疹は、感染して10 〜 12日の潜伏期を経て、口腔内のコプリック斑が特徴的なカタル期に入り、このカタル期が最も感染力が強い。その後、発疹期に入るとコプリック斑が消失し、回復期に入ると3日程度で色素沈着を残して発疹が消失する。麻疹では、肺炎や脳炎を合併することがあり、麻疹の2大死因となっている。生ワクチンの2回定期接種により予防が行われる。

18 **b** ロルメタゼパムは、グルクロン酸抱合により代謝されるためCYP3Aによる代謝を受けず、イトラコナゾールとの相互作用はない。トリアゾラムはCYP3Aで代謝され、イトラコナゾールと併用禁忌である。エチゾラムは併用禁忌・注意の記載はないが、CYP3Aで代謝されるため適切ではない。

19 アフリカ地域から帰国後1週に39℃の発熱と解熱を繰り返すため外来を受診した。腹部症状は特にない。予測される感染症はどれか。
    a　マラリア
    b　コレラ
    c　破傷風

20 世界の三大感染症に入るのはどれか。
    a　ポリオ（急性灰白髄炎）
    b　マラリア
    c　天然痘

正誤

21 細菌性食中毒では、急性胃腸炎の症状を示す。

22 細菌性食中毒では、血液から分離した菌のベロ毒素の産生について検査し診断する。

23 O-157による感染症では、溶血性尿毒症症候群（HUS）や脳症を併発することがある。

24 細菌性中毒では、水分及び電解質の補給に、市販の「スポーツ飲料水」も用いられる。

25 細菌性中毒では、下痢症状が見られた場合でも消化管運動を抑制する薬剤は用いない。

26 感染性心内膜炎では、心エコー検査で、疣贅（ゆうぜい）、疣腫（ゆうしゅ）が認められる。

27 感染性心内膜炎における血液検査では、赤血球沈降速度（赤沈）が遅延している。

28 感染性心内膜炎における血液検査で、γ-グロブリン値濃度が低下している。

29 感染性心内膜炎における血液検査で、CRPが上昇している。

19　a　マラリアは、マラリア原虫を有する雌ハマダラカによる吸血により感染をきたす。ハマダラカの生息する熱帯・亜熱帯地域で流行しており、繰り返す発熱、貧血、脾腫がマラリアの三大主徴である。

20　b　世界三大感染症とは、マラリア、AIDS、結核である。

21　○　細菌性中毒では、急性胃腸炎症状を示す。細菌性中毒の代表例として、腸管出血性大腸菌(EHEC)感染症があり、EHEC(O-157など)の経口感染が原因となる。

22　×　細菌性食中毒では、糞便から分離した菌のベロ毒素の産生について検査し診断する。

23　○　O-157が産生するベロ毒素により、特に小児や高齢者においてHUSや脳症に移行することがある。移行してしまうと予後は悪く、注意を要する。

24　○　細菌性中毒では、水分及び電解質の補給に、市販のスポーツ飲料水も用いられる。

25　○　細菌性中毒では、止瀉薬を使ってしまうと菌の体外排除を遅らせてしまうため、消化管運動を抑制する薬剤は基本的には用いない。

26　○　感染性心内膜炎は、弁膜や心膜に疣贅(イボのこと)や疣腫(菌の塊のこと)の形成が認められる。

27　×　感染性心内膜炎は炎症性疾患であり、血液検査にて、赤沈亢進、CRP上昇、γ-グロブリン値上昇などが認められる。

28　×　感染性心内膜炎は炎症性疾患であり、血液検査にて、γ-グロブリン値上昇、CRP上昇、赤沈亢進などが認められる。

29　○　感染性心内膜炎は炎症性疾患であり、血液検査にて、CRP上昇、赤沈亢進、γ-グロブリン値上昇などが認められる。

第7章　感染症・悪性新生物(がん)

223

30 ★★★ ☑☑☑ 感染性心内膜炎における冠動脈造影検査で、血管閉塞が認められる。

31 ★★★ ☑☑☑ 敗血症では白血球が減少することはない。

32 ★★★ ☑☑☑ 敗血症は、症状と血液検査で疑い、血液培養を行い、病因診断を行う。

33 ★★★ ☑☑☑ 敗血症では、患者の治療を優先するために抗菌薬投与後に血液培養を行う。

34 ★★★ ☑☑☑ 敗血症による発熱は十分な輸液により改善する。

35 ★★★ ☑☑☑ 敗血症の治療後には腎機能の改善を認める。

36 ★★★ ☑☑☑ 帯状疱疹は、両側性に症状が見られることが多い。

37 ★★★ ☑☑☑ 抗水痘・帯状疱疹ウイルス（VZV）抗体価が高値でも帯状疱疹に罹患する。

38 ★★★ ☑☑☑ 帯状疱疹では、その多くがウイルス血症を起こす。

39 ★★★ ☑☑☑ 帯状疱疹は、ウイルス再感染が原因である。

40 ★★★ ☑☑☑ 帯状疱疹は、免疫力低下や過労が危険因子である。

41 ★★★ ☑☑☑ サイトメガロウイルス（CMV）は、ヘルペスウイルス科に分類される。

30 ✕ 感染性心内膜炎では血管閉塞は認められない。冠動脈造影検査で血管閉塞が認められる疾患は、心筋梗塞などである。

31 ✕ 敗血症では、白血球の増加または減少が見られる。

32 ○ 敗血症は、症状と血液検査で疑い、血液培養を行い、病因診断を行う。他にも、qSOFAも診断に用いられる。敗血症の症状が進行してしまうと死亡率が高くなるため、診断後1時間以内に広域スペクトルの抗菌薬投与→病原菌判明後に狭域スペクトルの抗菌薬への変更による治療が行われる。

33 ✕ 血液培養前に抗菌薬の投与を行うと菌の死滅などで検出感度が低下してしまうため、必ず抗菌薬投与前に血液培養を行う。

34 ✕ 敗血症による発熱に対しては、クーリング（冷却）、アセトアミノフェン、NSAIDsによる治療が行われる。

35 ○ 敗血症の治療後には多くの場合で腎機能の改善を認める。

36 ✕ 水痘・帯状疱疹ウイルス（VZV）は知覚神経節に潜伏しているが、両側を支配する知覚神経は存在しないため、症状は片側性となる。主な症状には、疼痛、感覚障害、皮疹などが見られる。

37 ○ VZV感染症は、初感染で水痘（水疱瘡）として小児期に発症するため、成人の90％以上がVZVに対する抗体を保有している。しかし、VZVは知覚神経節に潜伏し、回帰発症により帯状疱疹を発症する。

38 ✕ ウイルス血症とは、ウイルスが血流に侵入し全身へまわっている状態である。VZVは知覚神経に潜伏しており、帯状疱疹ではウイルス血症を起こす可能性は低い。

39 ✕ VZVは知覚神経節に潜伏し、宿主の免疫力の低下などによりウイルスが再活性化し、回帰発症により帯状疱疹を発症する。

40 ○ 帯状疱疹は、免疫力低下や過労により、ウイルスが再活性化することで発症する。

41 ○ CMVは、ヘルペスウイルス科のヘルペスウイルス5型に分類されるウイルスである。

第7章　感染症・悪性新生物（がん）

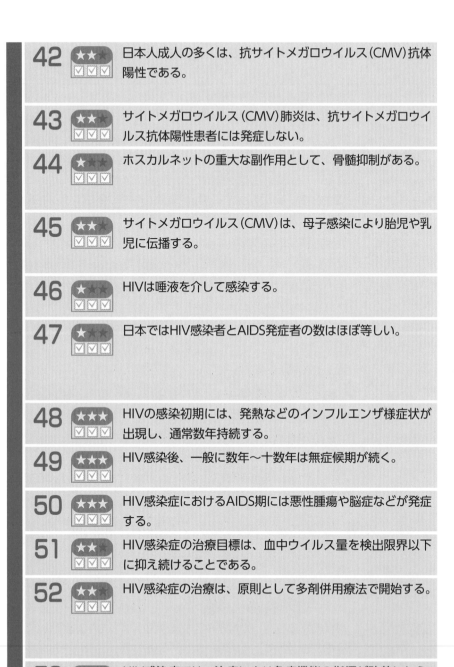

42 ★★★ 日本人成人の多くは、抗サイトメガロウイルス（CMV）抗体陽性である。

43 ★★★ サイトメガロウイルス（CMV）肺炎は、抗サイトメガロウイルス抗体陽性患者には発症しない。

44 ★★★ ホスカルネットの重大な副作用として、骨髄抑制がある。

45 ★★★ サイトメガロウイルス（CMV）は、母子感染により胎児や乳児に伝播する。

46 ★★★ HIVは唾液を介して感染する。

47 ★★★ 日本ではHIV感染者とAIDS発症者の数はほぼ等しい。

48 ★★★ HIVの感染初期には、発熱などのインフルエンザ様症状が出現し、通常数年持続する。

49 ★★★ HIV感染後、一般に数年〜十数年は無症候期が続く。

50 ★★★ HIV感染症におけるAIDS期には悪性腫瘍や脳症などが発症する。

51 ★★★ HIV感染症の治療目標は、血中ウイルス量を検出限界以下に抑え続けることである。

52 ★★★ HIV感染症の治療は、原則として多剤併用療法で開始する。

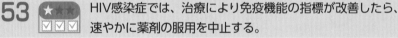

53 ★★★ HIV感染症では、治療により免疫機能の指標が改善したら、速やかに薬剤の服用を中止する。

42 ○ CMVは、小児期に初感染するが、初感染時に特に症状がない不顕性感染がほとんどであり、成人の多くは抗CMV抗体陽性である。

43 × CMV肺炎は、抗体を持っていても免疫力の低下などによるウイルスの再活性化により症状を引き起こすことがある。

44 × ホスカルネットは、DNAポリメラーゼ活性を抑制し、CMV及びヘルペスウイルス6型の増殖を抑制する。重大な副作用に骨髄抑制の報告はなく、急性腎障害などに注意する必要がある。

45 ○ CMVは、母子感染により胎児や乳児に伝播する。他に接触感染もする。CMVは、妊娠中に初感染すると、胎児の奇形などを起こすことがある。

46 × HIVは、血液、精液・膣分泌液、母乳を経由して感染する。唾液を介して感染はしない。

47 × AIDSとは、HIV感染によりCD4陽性リンパ球（ヘルパーT細胞）が減少して免疫不全を起こし、日和見感染症などを合併した状態をいう。単にHIVに感染した状態はHIV感染症といい、両者の数が等しくなることはない。

48 × HIVの感染初期には、インフルエンザ様症状が見られるが、通常は2〜4週間後には回復する。

49 ○ HIV感染後、急性感染期、無症候期（一般に数年〜十数年）、AIDS発症期という経過を辿る。

50 ○ HIV感染症におけるAIDS期には、日和見感染症、悪性腫瘍、HIV脳症などを発症する。

51 ○ HIV感染症の治療目標は、血中ウイルス量を検出限界以下に抑え続けることである。

52 ○ HIV感染症の治療では、原則として多剤併用療法（ART）で開始する。ARTは、核酸系逆転写酵素阻害剤を2剤に、プロテアーゼ阻害剤またはインテグラーゼ阻害剤を1剤組み合わせて内服するのが基本である。

53 × HIVは、体内から完全に排除できるわけではないため、免疫機能などが改善した場合でも、抗HIV薬の服用を続ける。

54 ★★★ ☑☑☑
HIV感染症患者に対して、日和見感染症の予防と早期発見の方法を説明する。

55 ★★★ ☑☑☑
抗HIV薬は、併用薬との相互作用に注意する必要があるので、抗HIV薬を服用中の患者には、他医療機関を受診する際には抗HIV薬を服用中であることを申し出るように指導する。

56 ★★★ ☑☑☑
ラミブジンは単独投与しても薬剤耐性を起こさない。

57 ★★★ ☑☑☑
HIV感染者では、非HIV感染者に比べて、活動性結核を発症するリスクが高い。

58 ★★★ ☑☑☑
HIV感染症において無症候性となった場合、血液検査の必要はない。

59 ★★★ ☑☑☑
HIVの治療においてラミブジン・アバカビル配合剤により肝機能が低下した場合、配合剤ではなく個々の薬剤の投与を考慮する。

60 ★★★ ☑☑☑
HIVは、母乳を介した感染はしない。

61 ★★★ ☑☑☑
HIVの無症候期は、感染後、数週間である。

62 ★★★ ☑☑☑
HIV感染症では、一過性のインフルエンザ様症状が感染初期(感染後数週間)に起こる。

63 ★★★ ☑☑☑
HIV感染症が進行した場合、CD4陽性リンパ球(ヘルパーT細胞)数が減少する。

64 ★★★ ☑☑☑
HIVでは、日和見感染症が感染初期に起こる。

54 ◯ HIV感染症患者では、日和見感染症に注意する必要がある。日和見感染症とは、宿主の免疫機能が低下している状態で、通常では病原性を発揮しないような病原体によって引き起こされる感染症である。

55 ◯ 抗HIV薬は、エファビレンツ、リトナビル、マラビロクなどCYPに影響を与える薬剤が多いため、相互作用に注意する必要がある。

56 ✕ HIV感染症は、薬剤耐性が生じやすいことから、単剤ではなく、多剤併用療法で治療を行う。

57 ◯ HIV感染者では、非HIV感染者に比べて、活動性結核を発症するリスクが高い。

58 ✕ HIV感染症において、無症候期に入っていてもHIVの増殖は繰り返されており、血液検査により、HIV量やCD4陽性リンパ球（ヘルパー T細胞）数を確認する必要がある。

59 ◯ ラミブジン・アバカビル配合剤を服用中に肝機能が低下した場合は、アバカビルの血中濃度が上昇する可能性があるため、それぞれを個別投与にして量を調節する。

60 ✕ HIVは、母乳、血液、精液・膣分泌液 を経由して感染する。

61 ✕ HIV感染症は、HIV感染後の免疫応答により、ピークに達していたウイルス量は6〜8ヶ月後にはある一定のレベルまで減少し、定常状態（セットポイント）となり、その後数〜10年間ほどの無症候期に入る。

62 ◯ HIV感染症では、一過性のインフルエンザ様症状が感染初期（感染後数週間）に起こる。通常は数週間で回復する。

63 ◯ HIV感染症が進行した場合、ヘルパー T細胞が減少する。ヘルパー T細胞数が200/μLを下回ると、日和見感染症を起こしやすくなる。

64 ✕ HIVでは、AIDS期に日和見感染症、悪性腫瘍、HIV脳症などが発症する。感染初期にはインフルエンザ様症状が見られる。

65 ★★★ ☑☑☑ 妊娠初期の風疹の罹患は胎児に奇形を発症させるリスクがある。

66 ★★★ ☑☑☑ 風疹は、RNAウイルスによる感染である。

67 ★★★ ☑☑☑ 風疹の発疹は、治療しなくても数日で消退する。

68 ★★★ ☑☑☑ 風疹では、特異的IgM抗体が急性期の血清中に出現する。

69 ★★★ ☑☑☑ 風疹の予防には、不活化ワクチンを接種する。

70 ★★★ ☑☑☑ 百日咳は、発作性及び連続性の咳を特徴とし、マクロライド系抗菌薬が用いられる。

71 ★★★ ☑☑☑ 麻疹は、ウイルス感染症であり、その治療の基本は対症療法である。

72 ★★★ ☑☑☑ 流行性耳下腺炎は、成人女性では卵巣炎の併発が問題となる。

73 ★★★ ☑☑☑ 流行性耳下腺炎は、解熱すればすぐに通学しても差し支えない。

74 ★★★ ☑☑☑ 流行性耳下腺炎の治療にはアシクロビルが有効である。

75 ★★★ ☑☑☑ 流行性耳下腺炎の疼痛・発熱に対し、アセトアミノフェンが用いられる。

76 ★★★ ☑☑☑ 流行性耳下腺炎の治療にはワクチンが有効である。

65 ○ 妊娠初期の風疹の罹患は胎児に奇形を発症させるリスクがある。免疫が不十分な妊婦が風疹に罹患すると先天性風疹症候群(白内障、心奇形、難聴など)をきたすことが多い。

66 ○ 風疹ウイルスは一本鎖RNAウイルスである。

67 ○ 風疹の発疹は、治療しなくても数日で消退する。麻疹を表す「はしか」という言葉を用いて、「三日はしか」とも呼ばれる。

68 ○ 風疹では、特異的IgM抗体が急性期の血清中に出現する。

69 × 風疹の予防には、生ワクチンを接種する。よって、妊娠中に風疹の予防接種は行えない。

70 ○ 百日咳は、小児に好発する急性呼吸疾患であり、感冒様症状、痙咳発作(特に夜間)などが見られる。痙攣性の咳(短い咳が連続で起こり、吸息時に笛のような音が出る)が特徴で、発熱は見られない。百日咳の治療には、マクロライド系抗菌薬が用いられる。

71 ○ 麻疹ウイルスは一本鎖RNAウイルスである。そのため麻疹は、ウイルス感染症であり、その治療の基本は対症療法である。

72 × 流行性耳下腺炎は、ムンプスウイルスの飛沫感染・接触感染により発症する。無菌性髄膜炎や思春期以降の男性で精巣炎(睾丸炎)などの合併症をきたすことがある。

73 × 流行性耳下腺炎は、耳下腺、顎下腺または舌下腺の腫脹が発現した後5日を経過し、かつ全身状態が良好になるまで出席停止である。

74 × 流行性耳下腺炎に対して、有効な抗ウイルス薬は存在せず、対症療法にて治療を行う。アシクロビルは、単純疱疹や帯状疱疹などに用いられる。

75 ○ 流行性耳下腺炎の疼痛・発熱に対し、アセトアミノフェンなどの解熱鎮痛剤が用いられる。

76 × 流行性耳下腺炎の予防には生ワクチンが有効である。1歳以上で1回、1回目の接種後から2〜6年で2回目を接種する。

77 ★☆☆ ☑☑☑ 破傷風では、原因細菌が中枢神経に到達し、呼吸困難や痙攣を惹起する。

78 ★★★ ☑☑☑ A型インフルエンザの治療では、ノイラミニダーゼ阻害薬が用いられる。

79 ★☆☆ ☑☑☑ ライ（Reye）症候群は、異常型プリオンタンパクが脳内に蓄積して発症する。

80 ★★☆ ☑☑☑ ライ（Reye）症候群は、肝障害を伴う急性脳症である。

81 ★★☆ ☑☑☑ ライ（Reye）症候群は、血糖値の上昇が見られる。

82 ★★☆ ☑☑☑ ライ（Reye）症候群は、重度の黄疸が見られる。

83 ★★★ ☑☑☑ ライ（Reye）症候群は、小児の場合、アスピリンが治療に用いられる。

84 ★★☆ ☑☑☑ 免疫能が正常な患者における食道カンジダ症の発症は、まれである。

85 ★☆☆ ☑☑☑ アスペルギルスは、経気道感染により肺感染症を起こし、その治療にはスルファメトキサゾール・トリメトプリム合剤（ST合剤）が用いられる。

86 ★★★ ☑☑☑ ヒト免疫不全ウイルス（HIV）感染患者において、ニューモシスチス肺炎の発症は、免疫不全状態に移行したことを示す。

87 ★★☆ ☑☑☑ 口腔内にカンジダが検出された場合は、トリアゾール系抗真菌薬が用いられる。

77 ✕ 破傷風は、創傷からの破傷風菌の感染により起こり、破傷風菌から産生された神経毒（テタノスパスミン）により末梢神経が侵される疾患である。開口障害、痙笑、強直性痙攣、弓なり反張などの症状が引き起こされる。

78 ◯ A型インフルエンザでは、オセルタミビルなどのノイラミニダーゼ阻害薬が用いられる。症状発現後、48時間以内の投与が必要である。

79 ✕ ライ症候群は、インフルエンザウイルスや水痘・帯状疱疹ウイルスなどのウイルス感染後に見られる急性脳症であり、肝臓ほか諸臓器の脂肪変性、脳浮腫などが見られる。異常型プリオンタンパク質が脳内に蓄積して発症するのは、クロイツフェルト・ヤコブ病である。

80 ◯ ライ症候群は、肝障害を伴う急性脳症（嘔吐、意識障害、痙攣、高熱などの症状）が特徴的である。

81 ✕ ライ症候群では、ミトコンドリアの機能低下によるβ酸化障害により、血糖値の低下が見られる。

82 ✕ ライ症候群における肝障害は、ビリルビン値が上昇せず、黄疸が認められない。

83 ✕ ライ症候群は、特に小児のB型インフルエンザ患者に好発し、アスピリンなどのNSAIDsが原因となることが多い。治療にはアセトアミノフェンが用いられる。

84 ◯ 食道カンジダ症は、日和見感染症であり、食道の感染症の中では最も多い。免疫機能の低下時に発症する。

85 ✕ アスペルギルスは、経気道感染により肺感染症をきたす。治療では、ボリコナゾールやアムホテリシンBなどの抗真菌薬が用いられる。ST合剤は、ニューモシスチス肺炎に用いられる。

86 ◯ HIV感染患者において、ニューモシスチス肺炎は、免疫不全状態に移行したことを示す。HIV患者における最も頻度の高いAIDS指標疾患である。

87 ◯ 口腔内カンジダ症は、主にカンジダ・アルビカンスという真菌が原因で起こり、アゾール系やアムホテリシンBなどの抗真菌薬を用いる。

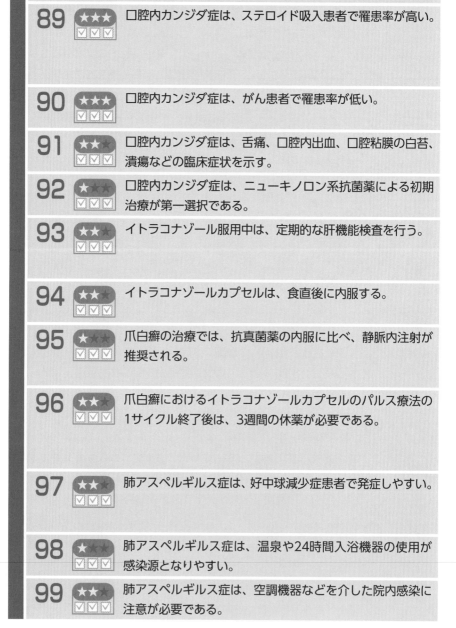

88 ★★★ ☑☑☑ 口腔内カンジダ症は、HIV感染者で罹患率が低い。

89 ★★★ ☑☑☑ 口腔内カンジダ症は、ステロイド吸入患者で罹患率が高い。

90 ★★★ ☑☑☑ 口腔内カンジダ症は、がん患者で罹患率が低い。

91 ★★★ ☑☑☑ 口腔内カンジダ症は、舌痛、口腔内出血、口腔粘膜の白苔、潰瘍などの臨床症状を示す。

92 ★★★ ☑☑☑ 口腔内カンジダ症は、ニューキノロン系抗菌薬による初期治療が第一選択である。

93 ★★★ ☑☑☑ イトラコナゾール服用中は、定期的な肝機能検査を行う。

94 ★★★ ☑☑☑ イトラコナゾールカプセルは、食直後に内服する。

95 ★★★ ☑☑☑ 爪白癬の治療では、抗真菌薬の内服に比べ、静脈内注射が推奨される。

96 ★★★ ☑☑☑ 爪白癬におけるイトラコナゾールカプセルのパルス療法の1サイクル終了後は、3週間の休薬が必要である。

97 ★★★ ☑☑☑ 肺アスペルギルス症は、好中球減少症患者で発症しやすい。

98 ★★★ ☑☑☑ 肺アスペルギルス症は、温泉や24時間入浴機器の使用が感染源となりやすい。

99 ★★★ ☑☑☑ 肺アスペルギルス症は、空調機器などを介した院内感染に注意が必要である。

第7章 感染症・悪性新生物（がん）

88	×	口腔内カンジダ症は、HIV感染者など免疫力の低下が見られる患者で罹患率が高くなる。
89	○	吸入ステロイド薬を使用している患者では、ステロイド薬の免疫抑制作用により、カンジダ菌が増殖しやすく、口腔内カンジダ症の罹患率が高い。そのため、ステロイド薬吸入後は必ずうがいを行う。
90	×	がん患者では、抗がん剤などの使用により免疫力が低下している場合が多いため口腔内カンジダ症の罹患率は高くなる。
91	○	口腔内カンジダ症は、舌痛、口腔内出血、口腔粘膜の白苔、潰瘍などの臨床症状を示す。
92	×	口腔内カンジダ症は真菌感染症であるため、治療にアゾール系、アムホテリシンB、ミカファンギンなどの抗真菌薬を用いる。
93	○	イトラコナゾールの長期間投与に際しては、肝障害、胆汁うっ滞、黄疸などの発症のおそれがあるため、肝機能検査を定期的に行うことが望ましい。
94	○	イトラコナゾールカプセルは難溶性であるため、食直後に服用する。また、イトラコナゾール内用液は、空腹時に服用する。
95	×	爪白癬の治療では、抗真菌薬の外用または内服が推奨される。爪白癬に使用可能な外用薬に、エフィナコナゾール爪外用液などがある。
96	○	爪白癬におけるイトラコナゾールカプセルによるパルス療法では、イトラコナゾールとして1回200mgを1日2回（1日量400mg）食直後に1週間経口投与し、その後3週間休薬する。これを1サイクルとし、3サイクル繰り返す。
97	○	肺アスペルギルス症は、肺真菌症の中で最も頻度が高く、免疫不全（好中球減少症、ステロイド薬・免疫抑制薬の服用）患者で発症しやすい。
98	×	温泉や24時間入浴機器の使用が感染源となるのは、レジオネラ菌である。
99	○	肺アスペルギルス症は、経気道感染により起こるため、空調機器などを介した院内感染に注意が必要である。

第7章　感染症・悪性新生物（がん）

100 ★★★ ☑☑☑ 肺アスペルギルス症は、グラム陰性桿菌の感染症である。

101 ★★★ ☑☑☑ 肺アスペルギルス症は、血中(1,3)-β-D-グルカン濃度が低下する。

102 ★★★ ☑☑☑ ラノコナゾールクリームは、白癬症状の改善が認められたら、徐々に塗布回数を減らす。

103 ★★★ ☑☑☑ ラノコナゾールクリームは、患部より広く塗布する。

104 ★★★ ☑☑☑ 白癬患部は保湿を心がける。

105 ★★★ ☑☑☑ ラノコナゾールクリームを塗布した状態で日光にあたらない。

106 ★★★ ☑☑☑ ラノコナゾールクリームにおいて塗布部位に発赤などが生じたら、使用を中止する。

107 ★★★ ☑☑☑ 足白癬症は、皮膚真菌症である。

108 ★★★ ☑☑☑ ラノコナゾールクリームは、深在性真菌症にも有効である。

109 ★★★ ☑☑☑ 白癬症では、患部のびらん症状がひどくなった場合には、内服療法へ切り替える。

110 ★★★ ☑☑☑ 白癬症では、病変部位を採取し直接鏡検を行い、治癒を確認する。

111 ★★★ ☑☑☑ カンジダ症には、ST（スルファメトキサゾール・トリメトプリム）合剤が有効である。

112 ★★★ ☑☑☑ カンジダ症は日和見感染症である。

100 ✕　アスペルギルスは、真菌である。

101 ✕　肺アスペルギルス症では、血中(1,3)-β-D-グルカン濃度が上昇する。(1,3)-β-D-グルカンは、真菌の細胞壁成分である。

102 ✕　白癬症状は改善しても、白癬菌が残っている場合があり、治療を中止すると再燃する可能性があるため、医師の指示があるまで回数を減らしたり、自己判断での中止はしないようにする。

103 ◯　白癬症は、症状がある部位よりも広く菌が寄生していることが多いため、患部よりも広めに塗布する。

104 ✕　白癬では、患部を常に清潔にし、通気性をよくしておく必要がある。湿潤した環境は、白癬菌の増殖を招く。

105 ✕　ラノコナゾールは光によって徐々に黄色になるため、遮光容器に入っているが、塗布した状態で日光に当たるのは問題がない。

106 ◯　ラノコナゾールでは、塗布部位に皮膚炎（接触性皮膚炎など）、発赤、小水疱などが発症する場合があり、その場合は使用を中止する。

107 ◯　足白癬症は、皮膚真菌症である。

108 ✕　ラノコナゾールクリームは、表在性真菌に用いられる。深在性真菌症（真菌による肺炎など）には用いられない。

109 ◯　白癬症で用いられる抗真菌薬の外用では、著しいびらん面には使用しないこととされているため、びらん症状がひどい場合は内服へ切り替える。

110 ◯　白癬症では、病変部位を採取して直接鏡検（顕微鏡での目視）を行い、治癒を確認する。自己判断で治療を中止しないよう患者に指導する。

111 ✕　カンジダ症の治療には、アゾール系、アムホテリシンB、ミカファンギンなどの抗真菌薬が有効である。ST合剤は、ニューモシスチス肺炎などに用いられる。

112 ◯　カンジダ症は、糖尿病などの基礎疾患を持つ患者や免疫力が低下している患者に好発する日和見感染症である。

113 ★★★ ☑☑☑ カンジダ症は、鳥類の糞便中で増殖したものが感染源となった可能性が高い。

114 ★★★ ☑☑☑ アムホテリシンBリポソーム製剤は、溶解液を加えて振とうし、沈殿物が認められた場合は、添付のフィルターで濾過を行う。

115 ★★★ ☑☑☑ アムホテリシンBリポソーム製剤の添付のフィルターは、アルコールで消毒すれば再使用できる。

116 ★★★ ☑☑☑ カンジダ症に対してアムホテリシンBリポソーム製剤を投与する場合、15分以内で静脈内に点滴投与する。

117 ★★★ ☑☑☑ アムホテリシンBリポソーム製剤の投与中あるいは投与後に発熱、悪寒、悪心などが発現しないかを観察する。

118 ★★★ ☑☑☑ アムホテリシンBリポソーム製剤投与中は、腎機能を定期的にモニターする。

7-2 悪性腫瘍

3択

1 ★★★ ☑☑☑ がん化学療法における制吐療法に用いられる医薬品として、適切なのはどれか。

　　a　ブロモクリプチン
　　b　ランソプラゾール
　　c　アプレピタント

2 ★★★ ☑☑☑ がん化学療法による好中球減少症に対して用いられるのはどれか。

　　a　メスナ
　　b　レノグラスチム
　　c　ラスブリカーゼ

第7章　感染症・悪性新生物（がん）

113 ✗ 鳥類の糞便中で増殖したものが感染源となるものには、クリプトコッカスがある。

114 ✗ アムホテリシンBリポソーム製剤は、溶けにくく、注射用水を加えて直ちに振とうし、完全に溶解させ、均一な黄色の半透明な液になるまで激しく振り混ぜる。その後、添付のフィルターを用いて濾過を行うことで、溶け切っていないアムホテリシンBがないかの確認が可能である。

115 ✗ アムホテリシンBリポソーム製剤の添付フィルターは1回きりの使い捨てである。

116 ✗ カンジダ症に対してアムホテリシンBリポソーム製剤を投与する場合は、1日1回、1 〜 2時間以上かけて点滴静注する。

117 ○ アムホテリシンBリポソーム製剤は、投与時関連反応(発熱、悪寒、悪心、嘔吐など)が起こることがあるため、注意して観察する必要がある。

118 ○ アムホテリシンBリポソーム製剤投与中には、重篤な腎障害が現れる場合があるため、腎機能を定期的にモニターする。

解答 　悪性腫瘍

1 **c** アプレピタントは、NK_1受容体を遮断することにより、抗がん剤投与による嘔吐を抑制する。原則としてステロイド薬、$5-HT_3$受容体遮断薬との併用で用いられる。ブロモクリプチンはパーキンソン病治療薬、ランソプラゾールは消化性潰瘍治療薬である。

2 **b** レノグラスチムは、骨髄中の顆粒球系前駆細胞に働き、好中球への分化と増殖を促すため好中球減少症に用いられる。メスナは、シクロホスファミドやイホスファミドの投与に伴う泌尿器系障害の発現抑制に用いられる。ラスブリカーゼは、尿酸を酸化させるため化学療法に伴う高尿酸血症に用いられる。

3 ★★★
☑☑☑
がん化学療法における制吐療法として、急性と遅発性の嘔吐を共に抑制する医薬品はどれか。

- a　オキセサゼイン
- b　モルヒネ
- c　パロノセトロン

4 ★★★
☑☑☑
急性前骨髄球性白血病について、正しいのはどれか。

- a　フィラデルフィア染色体が特徴的である。
- b　転座染色体 t(8:22)が認められる。
- c　PML-RARα融合遺伝子が認められる。

5 ★★★
☑☑☑
フィラデルフィア染色体が高頻度に認められる疾患はどれか。

- a　急性骨髄性白血病
- b　慢性骨髄性白血病
- c　成人T細胞白血病

6 ★★★
☑☑☑
「手や足がピリピリとしびれ、物がつかみづらい」という副作用が特徴の薬剤はどれか。

- a　シクロホスファミド
- b　ダウノルビシン
- c　ビンクリスチン

7 ★★★
☑☑☑
白血病細胞の分化を誘導し、急性前骨髄球性白血病の寛解導入療法に用いられるのはどれか。

- a　シクロスポリン
- b　シクロホスファミド
- c　トレチノイン

8 ★★★
☑☑☑
多発性骨髄腫に関して、誤っている記述はどれか。

- a　赤血球の連銭形成がある。
- b　病的骨折を起こしやすい。
- c　巨核球が腫瘍化した疾患である。

3 **c** パロノセトロンは、5-HT₃受容体遮断により、抗がん剤投与に伴う嘔吐を抑制する。通常5-HT₃受容体遮断薬は急性嘔吐にしか効果を発現しないが、パロノセトロンは急性と遅発性どちらの嘔吐にも使用できる。オキセサゼインは、胃粘膜局所麻酔薬であり、モルヒネは、がん性疼痛治療薬である。

4 **c** 急性前骨髄球性白血病では、染色体の15番と17番の相互転座によるPML-RARα融合遺伝子が認められる。白血球系の骨髄系幹細胞の遺伝子異常により、未熟な白血球細胞（前骨髄球）の異常増殖が起きる疾患である。

5 **b** 慢性骨髄性白血病は、染色体の9番と22番が相互転座することで、フィラデルフィア（Ph）染色体が作られる。Ph染色体上のBCR-ABL融合遺伝子により生成されるBCR-ABLチロシンキナーゼが、白血病細胞の増殖を促進する。

6 **c** 「手や足がピリピリとしびれ、物がつかみづらい」という副作用は、末梢神経障害のことである。ビンクリスチン、パクリタキセル、オキサリプラチンなどは、末梢神経障害をきたしやすい。シクロホスファミドは出血性膀胱炎を起こすことが特徴的であり、ダウノルビシンは、累積投与量に依存して心毒性を起こすことが特徴的である。

7 **c** トレチノインは、PML-RARα融合遺伝子による幼若白血球の成長抑制作用を解除し、白血球の成長・分化を誘導することで、急性前骨髄球性白血病の寛解導入に用いられる。トレチノインは、未熟な白血病細胞に正常な白血球と同じ成長過程をたどらせることができる。

8 **c** 多発性骨髄腫は、骨髄において形質細胞が腫瘍性に増殖する疾患である。増殖した形質細胞やそこから産生される大量のMタンパク（単クローン性免疫グロブリン）が、病的骨折やMタンパク血症、骨髄機能低下などを引き起こす。その他、赤血球の連銭形成や骨の打ち抜き像、尿中のベンス・ジョーンズタンパク陽性などの所見が見られる。

第7章　感染症・悪性新生物（がん）

9
腫瘍崩壊症候群が発症した際に血液検査で認められる異常所見として誤っているのはどれか。
- a 高尿酸血症
- b 高カルシウム血症
- c 高リン血症

10
顔面のざ瘡様皮膚炎や皮膚亀裂及び爪周囲炎が見られる薬剤はどれか。
- a セツキシマブ
- b イリノテカン
- c フルオロウラシル

11
大腸がんについての記述のうち誤っているのはどれか。
- a 男性のがんの中では死因の第1位である。
- b 治療の基本は早期発見、早期手術である。
- c 化学療法の標準的なレジメンにFOLFOX療法やFOLFIRI療法がある。

12
大腸がん患者において、原因となり得る遺伝子はどれか。
- a APC
- b BRCA1
- c PTEN

13
FOLFIRI＋パニツムマブ療法施行前に行う遺伝子検査として誤っているのはどれか。
- a EGFR
- b RAS
- c UGT1A1

14
肝臓がんについての記述のうち誤っているのはどれか。
- a 肝臓がんの腫瘍マーカーとしてはPIVKA-Ⅱがある。
- b 遠隔転移を有する場合、外科的手術が第一選択である。
- c エタノール注入療法が治療の選択肢となる。

9　b　腫瘍崩壊症候群において、高リン血症、低カルシウム血症（過剰なリンによるリン酸カルシウム形成により二次的に発症）、高カリウム血症、高尿酸血症、乳酸アシドーシスなどの所見が見られる。抗悪性腫瘍薬や放射線治療による、腫瘍細胞の破壊が原因となり、通常12～72時間以内に発症する疾患である。

10　a　顔面のざ瘡様皮膚炎や皮膚亀裂及び爪周囲炎などの副作用が特徴的なのは、分子標的薬のセツキシマブやパニツムマブである。セツキシマブやパニツムマブは、抗EGFRモノクローナル抗体である。イリノテカンは、トポイソメラーゼⅠ阻害薬であり、フルオロウラシルはピリミジン代謝拮抗薬である。

11　a　大腸がんは、女性のがんの中で死因の第1位であり、男性では肺がんが死因の第1位である（令和3年）。定期検査により早期に発見し、内視鏡的または外科的にがんを切除してしまうことが大切であり唯一の根治療法である。化学療法にはFOLFOX療法やFOLFIRI療法がある。また、分子標的薬であるベバシズマブが併用されることもある。

12　a　大腸がんの発生には、APC遺伝子、RAS遺伝子、p53遺伝子、DCC遺伝子の変異が関与している。BRCA遺伝子が関与しているといわれるのは乳がんである。PTEN遺伝子の変異が原因の疾患には、Cowden症候群、Lhermitte-Duclos病などがある。

13　a　パニツムマブは、抗EGFRモノクローナル抗体であるが、RAS遺伝子変異型のがん細胞はEGFRと無関係に増殖し、パニツムマブによる治療効果が期待できないため、RAS遺伝子検査が必要である。FOLFIRI療法にイリノテカンが使用されているため、イリノテカンの代謝に関わるUGT1A1の遺伝子検査が必要である。EGFRの検査が必要な薬剤に、ゲフィチニブがある。

14　b　肝臓がんに限らず、がんの遠隔転移が見られた場合、がんを完全に取り除くことは困難であり、また、患者の身体への負担が大きいことから外科的手術は第一選択の治療法にはならない。PIVKA-Ⅱは肝臓がんに特異的な腫瘍マーカーであり診断には有用である。他にAFPも肝臓がんの腫瘍マーカーとして用いられる。肝臓がんのうち、早期の小細胞がんに対しては、エタノール注入療法（腫瘍に直接エタノールを注入することで腫瘍細胞を壊死させる）が行われることがある。

15 肝細胞がんで正しいのはどれか。

    a　早期から黄疸が出現する。

    b　肝硬変を併発していることが多い。

    c　特異性の高い腫瘍マーカーはCEAである。

16 膵臓がんについての記述のうち誤っているのはどれか。

    a　進行が早く予後が悪い。

    b　化学療法のレジメンにはFOLFIRINOX療法がある。

    c　もっとも有用な腫瘍マーカーはSCCである。

17 胃がんについての記述のうち誤っているのはどれか。

    a　主たる原因としてヘリコバクター・ピロリ菌による感染が挙げられる。

    b　消化管出血はまれである。

    c　化学療法を行う際にはフッ化ピリミジン系の薬剤を用いる。

18 肺がんの治療について正しいのはどれか。

    a　小細胞肺がんの治療において化学療法と放射線療法は併用しない。

    b　非小細胞肺がんの治療の第一選択は外科的治療でがんそのものを取り除くことである。

    c　非小細胞肺がんに化学療法は行われない。

19 ALK融合遺伝子陽性の非小細胞肺がんに用いる薬物として最も適切なのはどれか。

    a　クリゾチニブ

    b　パゾパニブ

    c　ソラフェニブ

15 **b** 肝細胞がんはC型・B型肝炎ウイルスによる慢性肝炎・肝硬変が原因であることが多く、発症初期の自覚症状はほとんど見られない。黄疸が見られるのは末期である。肝細胞がんに特異性が高いマーカーは、PIVKA-ⅡやAFPである。

16 **c** 膵臓がんの腫瘍マーカーはCA19-9やCEAなどがある。SCCは扁平上皮がん関連抗原であり食道がんなどのマーカーである。膵臓がんは、進行が早く予後が悪く、発見されたときには手術不能であることが多いため、治療を行ったとしても生存率が低い。標準的な化学療法にFOLFIRINOX療法があり、その他にゲムシタビンとナノアルブミン化パクリタキセルを併用した治療などもある。

17 **b** 胃がんはびらんや潰瘍を形成し出血を起こすことがある。ピロリ菌により慢性萎縮性胃炎を起こすと、炎症部位が胃がんの発生の温床となる。ピロリ菌に感染していた場合は、除菌により胃がんのリスクは低下する。早期の胃がんでは外科的または内視鏡的に切除するのが基本であるが、進行していた場合は化学療法の適応になる。標準的治療にはフッ化ピリミジン系の薬剤（TS-1やカペシタビン）が用いられ、シスプラチンやオキサリプラチンなどを組み合わせて治療を行う。

18 **b** 非小細胞肺がんの治療の第一選択は外科的治療でがんそのものを取り除くことである。小細胞肺がんは化学療法と放射線療法のどちらにも感受性が高く、通常は併用療法が行われる。非小細胞肺がんであっても手術で切除しきれないがんや、手術不能のがんに対して化学療法が行われ、殺細胞性抗がん剤、分子標的薬、免疫チェックポイント阻害薬が使用される。

19 **a** クリゾチニブは、ALKやROS1の融合遺伝子によって発現するALK及びROS1チロシンキナーゼを阻害し、ALK融合遺伝子陽性の非小細胞肺がんに用いられる。パゾパニブは、マルチキナーゼ阻害薬であり、悪性軟部腫瘍や根治切除不能または転移性の腎細胞がんに用いられる。ソラフェニブもマルチキナーゼ阻害薬であり、根治切除不能または転移性の腎細胞がん、切除不能な肝細胞がん、根治切除不能な甲状腺がんに用いられる。

第7章　感染症・悪性新生物（がん）

20 小細胞肺がんの治療に用いる薬剤として、<u>誤っているの</u>はどれか。

    a　イリノテカン
    b　ゲムシタビン
    c　シスプラチン

21 ヒト上皮増殖因子受容体2型(HER2)過剰発現が確認された手術不能乳がんの治療に用いられる薬物はどれか。

    a　エルロチニブ
    b　ラパチニブ
    c　ゲフィチニブ

22 乳がん発症の危険因子はどれか。

    a　初経年齢が早い
    b　初産年齢が早い
    c　出産歴がある

23 HER2陰性で、閉経前女性における乳がん患者に用いる薬剤として、<u>誤っているの</u>はどれか。

    a　トラスツズマブ
    b　タモキシフェン
    c　ゴセレリン

24 閉経後でHER2陰性の浸潤性乳管がんと診断され、乳房温存手術を施行後の薬物療法で用いられる薬剤として、適切なのはどれか。

    a　アナストロゾール
    b　ビカルタミド
    c　リュープロレリン

20　b　ゲムシタビンは、非小細胞肺がんや膵臓がんなどに用いられる。小細胞がんは、肺がんの中でも化学療法・放射線療法の感受性が高く、IP療法(イリノテカン＋シスプラチン)、PE療法(シスプラチン＋エトポシド)、CE療法(カルボプラチン＋エトポシド)が行われる。

21　b　ラパチニブは、HER2/EGFRチロシンキナーゼ阻害であり、HER2過剰発現(3+)が確認された三次治療以降の乳がんに用いる(一次治療で用いられるのは、トラスツズマブやペルツズマブである)。エルロチニブは、EGFRチロシンキナーゼ阻害により、切除不能な再発・進行性で、がん化学療法施行後に増悪した非小細胞肺がんに用いられる。ゲフィチニブは、EGFRチロシンキナーゼにより、EGFR遺伝子変異陽性の手術不能または再発非小細胞肺がんに用いられる。

22　a　乳がん発症にはエストロゲンが深く関与しており、エストロゲンの分泌期間が長いことが発症の一因となるため、初経年齢が早い、閉経年齢が遅い、出産歴がない、初産年齢が遅い、授乳歴がないなどが、乳がん発症の危険因子となる。

23　a　トラスツズマブは、抗HER2モノクローナル抗体であり、HER2過剰発現(3+)が確認された乳がんまたは胃がんに用いられる。タモキシフェンは、エストロゲン受容体の遮断により、エストロゲン依存性の乳がんに用いられる。ゴセレリンは、LH-RH受容体脱感作及びダウンレギュレーションにより、子宮内膜症、閉経前乳がん、前立腺がんなどに用いられる。

24　a　アナストロゾールは、アロマターゼ阻害により脂肪細胞におけるアンドロゲンからのエストロゲン合成を抑制するため、閉経後乳がんに用いられる。ビカルタミドは、アンドロゲン受容体遮断作用により、前立腺がんに用いられる。リュープロレリンは、LH-RH受容体脱感作及びダウンレギュレーションにより、子宮内膜症、閉経前乳がん、前立腺がんなどに用いられる。

25 乳がんの術後の骨転移や、その合併症状に対して用いられる薬剤として誤っているのはどれか。

    a　オマリズマブ

    b　ゾレドロン酸

    c　デノスマブ

26 子宮頸がんの治療について誤っているのはどれか。

    a　初期から転移を起こしやすく、手術適応はほとんどない。

    b　放射線療法を行うと治癒の確率が高まる。

    c　化学療法ではシスプラチンをベースにすることが多い。

27 子宮体がんの治療において、術後のⅠ～Ⅱ期（手術前の推定を含む）の術後に行われる治療方法として誤っているのはどれか。

    a　放射線療法

    b　化学療法

    c　ホルモン療法

28 前立腺がんの腫瘍マーカーとして、正しいのはどれか。

    a　SCC

    b　PSA

    c　CA19-9

29 前立腺がんの特徴として誤っているのはどれか。

    a　予後はよい

    b　進行は比較的遅い

    c　転移しにくい

30 一般にPSAの上昇を認める泌尿器系疾患として誤っているのはどれか。

    a　前立腺肥大症

    b　前立腺がん

    c　膀胱がん

第7章　感染症・悪性新生物（がん）

25 **a** オマリズマブは、抗IgEモノクローナル抗体であり、気管支喘息や蕁麻疹などに用いられる。乳がんでは骨、肺、肝臓などに転移が見られ、骨転移が見られた場合にはビスホスホネート製剤や抗RANKLモノクローナル抗体を用いる。ゾレドロン酸は、ビスホスホネート製剤であり、デノスマブは抗RANKLモノクローナル抗体である。

26 **a** 子宮頸がんは進行すると転移してしまうが、ステージⅡまでは手術適応で根治が望める。ステージⅢ以上の進行がんで放射線治療の適応となる。子宮頸がんの多くは扁平上皮がんであり、放射線療法の効果が高く、がんの進行抑制あるいは再発防止を目的として化学療法と併用する。シスプラチンは単独でも効果が認められるが、放射線増感作用もある。

27 **c** 子宮体がんにおけるホルモン療法は、進行・再発がんでは一部検討されることがあるが、術後では基本的には推奨されていない。子宮体がんの術後の0〜Ⅱ期では、放射線療法や化学療法が行われる。放射線療法は、術後の再発防止のために用いられるほか、進行がんにも実施される。また、化学療法は術後の再発防止に用いられるほか、転移しているステージⅢ〜Ⅳのがんに対しても行われる。AP療法（ドキソルビシン＋シスプラチン）が標準的化学療法である。

28 **b** 前立腺がんにおいては、PSAが腫瘍マーカーとして用いられる。SCCは食道がんなどの扁平上皮がん、CA19-9は膵臓がんや胆道がんなどのマーカーである。

29 **c** 前立腺がんでは骨、肺、リンパ節への転移が多い。5年相対生存率は、ステージⅢまでは100％、ステージⅣでも64％と予後がよく、比較的進行が遅い。

30 **c** PSAは前立腺特異抗原であり、前立腺の上皮細胞から分泌されるタンパク質である。前立腺肥大症では軽度な上昇が、前立腺がんでは前立腺肥大症よりも高度な上昇がそれぞれ見られる。PSAの基準値は0〜4ng/mLであり、4〜10ng/mLはグレーゾーン、10ng/mL以上でがんの疑いが強くなる。

31 内分泌療法抵抗性を前立腺がんの治療薬に用いられないものはどれか。

    a　シロドシン

    b　ドセタキセル

    c　プレドニゾロン

32 がん性疼痛の病態及び薬物治療に関する記述のうち、正しいのはどれか。

    a　速放性製剤のレスキュー投与は、突出痛に対して用いられる。

    b　WHO方式がん性疼痛治療法では、痛むときに素早く鎮痛薬を静注することを基本とする。

    c　骨転移による限局的な鋭い痛みのほとんどは、神経障害性疼痛に分類される。

33 がんに伴う疼痛のうち、プレガバリンが最も有効なのはどれか。

    a　神経障害による痛み

    b　消化管閉塞による痛み

    c　骨転移による痛み

34 モルヒネ換算比が最も小さい医療用麻薬製剤はどれか。

    a　オキシコドン徐放錠

    b　フェンタニル注射液

    c　フェンタニル貼付剤

35 がん性疼痛患者で、痛みのコントロールは良好だが、モルヒネ徐放錠において副作用が見られた場合、モルヒネ徐放錠から切り替える鎮痛剤として適切でないのはどれか。

    a　フェンタニル貼付剤

    b　オキシコドン徐放錠

    c　トラマドール錠

31 **a** シロドシンは、α₁受容体遮断作用を示し、前立腺肥大にともなう排尿障害に用いられる。内分泌療法抵抗性の前立腺がんに対しては、ホルモン療法は継続しつつ、ドセタキセルやカバジタキセルを使用し、それらにおけるしびれや浮腫の副作用を抑える目的でプレドニゾロンなどのステロイド薬を併用することが多い。

32 **a** がん性疼痛における突出痛には、速放性製剤のレスキュー投与が行われる。WHO方式がん性疼痛治療法では、①経口的に、②時刻を決めて規則正しく、③患者ごとの個別な量で、④そのうえで細かい配慮を行うとされている。がん性疼痛は、侵害受容性疼痛(体性痛、内臓痛)と神経障害性疼痛に分類される。皮膚や骨・筋肉の痛みが体性痛、臓器の痛みが内臓痛、電気が走るような神経の痛みが神経障害性疼痛である。神経障害性疼痛は、神経・脊髄などへの腫瘍の圧迫や浸潤などからくる痛みであり、電撃痛、灼熱感、しびれ感などが特徴的な症状である。

33 **a** プレガバリンは中枢神経においてCa²⁺チャネルを遮断し、グルタミン酸など痛みに関与する神経伝達物質の遊離を抑制することで神経障害性疼痛に用いられる。

34 **b** オピオイドスイッチングを行う際に、モルヒネ換算比を用いて変更前後でのオピオイド鎮痛薬が計算上等力価になるようにする。経口モルヒネを1として、フェンタニル注射液は1/100、オキシコドン徐放錠は2/3、フェンタニル貼付剤は1/30に相当する。モルヒネ換算比が小さい=少ない量でモルヒネと同等の作用を示す、と理解するとよい。

35 **c** がん疼痛において、痛みのコントロールが良好であることから、同分類(強オピオイド)であるフェンタニルやオキシコドンへの変更が適切である。トラマドールは弱オピオイドであるため適切ではない。オピオイドにより鎮痛効果が不十分な場合や副作用の発現がある場合に他のオピオイドに変更することをオピオイドスイッチングという。

第7章　感染症・悪性新生物(がん)

36 がん性疼痛における電撃痛に対して、最も適切な薬剤はどれか。
- a　アセトアミノフェン
- b　トラマドール
- c　プレガバリン

37 がん終末期における呼吸困難に対する治療薬はどれか。
- a　アドレナリン
- b　スキサメトニウム
- c　モルヒネ

38 ニボルマブの投与により、Tリンパ球の機能は低下する。

39 ニボルマブにより1型糖尿病が発症した場合、次回以降のニボルマブの投与を中止すべきである。

40 ニボルマブの投与により、強い倦怠感、食欲低下、口渇と多尿などが見られている場合、インフュージョンリアクションが起きている。

41 腫瘍崩壊症候群を予防するために、十分に水分補給する。

42 腫瘍崩壊症候群では、体液を酸性側に傾けるための薬を服用する。

43 腫瘍崩壊症候群の好発時期は、治療開始後1〜2週目である。

36 c がん性疼痛は侵害受容性疼痛（体性痛、内臓痛）、神経障害性疼痛に分類される。電撃痛とは、「槍で突き抜かれるような痛み」であり、神経障害性疼痛に特徴的な症状であるため、プレガバリンの投与が適切である。

37 c がん終末期の多くに呼吸困難が認められ、がん終末期の呼吸困難に対しての第一選択薬は、モルヒネである。モルヒネの呼吸中枢の感受性低下、呼吸数低下（酸素消費量減少）、中枢性の鎮咳作用、不安の軽減、中枢性の鎮静作用などが呼吸困難に効果があると考えられている。

38 ✕ ニボルマブは抗PD-1モノクローナル抗体であり、Tリンパ球上にあるPD-1とがん細胞表面にあるPD-L1の結合を阻害することで、Tリンパ球の機能を亢進させる。

39 ○ ニボルマブの投与により1型糖尿病が発症し、糖尿病性ケトアシドーシスに至ることがあるため、1型糖尿病が疑われた場合にはニボルマブの投与を中止し、インスリン注射などの適切な処置を行うこととされている。

40 ✕ インフュージョンリアクションとは、主にモノクローナル抗体投与中または投与後24時間以内に発現する、発熱、悪寒、頭痛、呼吸困難、血圧下降などの症状の総称である。本問の所見は高血糖が疑われるものであり、インフュージョンリアクションではないと考えられる。

41 ○ 腫瘍崩壊症候群は、抗がん剤や放射線治療での腫瘍細胞の破壊が原因となり、様々な症状をきたすものをいう。所見の1つに高尿酸血症があり、十分な水分補給は尿酸の結晶化（尿酸結石の形成）を防ぐ。

42 ✕ 腫瘍崩壊症候群の所見の1つに高尿酸血症が見られ、尿酸結石の形成を予防するために炭酸水素ナトリウムなどの投与で、体液のpHをアルカリ性に傾ける。

43 ✕ 腫瘍崩壊症候群は、通常治療開始後12〜72時間以内に発症する。

第7章 感染症・悪性新生物（がん）

44 ★★★ ☑☑☑ 腫瘍崩壊症候群では、血清リン値が著しく上昇する。

45 ★★★ ☑☑☑ 腫瘍崩壊症候群では、血清カリウム値が著しく低下する。

46 ★★★ ☑☑☑ 腫瘍崩壊症候群では、腎機能低下を引き起こす。

47 ★★★ ☑☑☑ 腫瘍崩壊症候群の予防には、抗がん剤の投与開始前にラスブリカーゼを点滴投与するのが有効である。

48 ★★★ ☑☑☑ 腫瘍崩壊症候群において腎機能が正常な場合には、アロプリノールの経口投与が有効である。

49 ★★★ ☑☑☑ 多発性骨髄腫は、頭蓋骨X線写真で骨抜き打ち像を認める。

50 ★★★ ☑☑☑ 多発性骨髄腫は、血液所見として赤血球の連銭形成がある。

51 ★★★ ☑☑☑ 多発性骨髄腫は、巨核球が腫瘍化した疾患である。

52 ★★★ ☑☑☑ 多発性骨髄腫において、ベンス・ジョーンズタンパクは尿中に排泄される。

53 ★★★ ☑☑☑ 多発性骨髄腫には、サリドマイドの投与が有効である。

54 ★★★ ☑☑☑ 悪性リンパ腫において、リンパ節腫大は見られない。

44 ○ 腫瘍崩壊症候群では、血清リン値が著しく上昇して高リン血症をきたす。

45 × 腫瘍崩壊症候群では、血清カリウム値が著しく上昇して高カリウム血症をきたす。

46 ○ 腫瘍崩壊症候群では、高尿酸血症を呈する。尿酸結石の腎集合管内での析出により尿細管閉塞が起こると、急性尿酸性腎症となり、急性腎障害に至ることがある。

47 ○ ラスブリカーゼは尿酸を酸化し、過酸化水素と水溶性のアラントインに分解することで、これらの尿中排泄を促進し、結果的に尿酸値を低下させる。がん化学療法に伴う高尿酸血症に用いられる。ラスブリカーゼは、腫瘍崩壊症候群の予防には有効である。

48 ○ 腫瘍崩壊症候群における高尿酸血症に対して、フェブキソスタットやアロプリノールを用いる。アロプリノールは腎機能低下患者において、アロプリノールやその代謝物の排泄が遅延し、高い血中濃度が持続するため、投与量の減量や投与間隔の延長を考慮する必要がある。

49 ○ 多発性骨髄腫は、頭蓋骨X線写真で、薄くなった骨が穴が空いたように見える骨抜き打ち像を認める。

50 ○ 多発性骨髄腫は、血液所見として赤血球の連銭形成がある。

51 × 多発性骨髄腫は、形質細胞が腫瘍化した疾患である。

52 ○ 多発性骨髄腫において、ベンス・ジョーンズタンパクは尿中に排泄される。ベンス・ジョーンズタンパクは、L鎖のみで存在するMタンパク質であり、腎機能障害を引き起こす原因となる。

53 ○ サリドマイドは、再発または難治性の多発性骨髄腫に用いられる。血管新生抑制、サイトカイン産生抑制、細胞接着因子発現抑制、免疫調節、がん細胞増殖抑制及びアポトーシス誘導作用が報告されているものの、作用機序は十分に解明されていない。

54 × 悪性リンパ腫において、リンパ節腫大、B症状(発熱、体重減少、盗汗)が見られる。

第7章 感染症・悪性新生物（がん）

255

55 ★☆☆ 悪性リンパ腫は、骨髄造血幹細胞が腫瘍化したものである。

56 ★★☆ B細胞性の悪性リンパ腫の治療では、CHOP療法とCD20に対する抗体療法の併用療法が行われることがある。

57 ★★☆ 悪性リンパ腫において、胃に限局した病変では、ヘリコバクター・ピロリ感染の検査が必要である。

58 ★★★ 悪性リンパ腫には、T細胞に由来するものはない。

59 ★★★ 非ホジキンリンパ腫において、表在性リンパ節の腫脹が見られることはまれである。

60 ★★★ 悪性リンパ腫はホジキンリンパ腫と非ホジキンリンパ腫に大別され、日本人はホジキンリンパ腫を発症することが多い。

61 ★★★ 非ホジキンリンパ腫は病期が進行すると、発熱、体重減少、盗汗からなる全身症状を呈しやすい。

62 ★★☆ 非ホジキンリンパ腫では、ヘリコバクター・ピロリ感染に関連する慢性胃炎を併発することが多い。

63 ★★★ 非ホジキンリンパ腫における限局期の場合は、放射線療法単独で治療する。

64 ★★★ CD20抗原陽性のB細胞性非ホジキンリンパ腫では、CHOP療法とリツキシマブの併用が有効である。

65 ★★☆ リツキシマブ注射剤の投与前に、B型肝炎ウイルス感染の有無を確認する。

55 ✕ 悪性リンパ腫は、リンパ球（B細胞、T細胞、NK細胞）が腫瘍化し、異常増殖した状態である。

56 ◯ B細胞性の悪性リンパ腫の治療にはCHOP療法が用いられ、CD20抗原陽性B細胞腫瘍の場合はリツキシマブを併用するR-CHOP療法を行う。

57 ◯ 悪性リンパ腫において、胃に限局した病変を胃MALTリンパ腫といい、ヘリコバクター・ピロリ感染の検査が必要である。ピロリ感染が陽性だった場合、除菌によりリンパ腫が小さくなることがある。

58 ✕ 悪性リンパ腫は、リンパ球（T細胞、B細胞、NK細胞）が腫瘍化し異常増殖した状態である。

59 ✕ 非ホジキンリンパ腫においては、リンパ節腫脹を伴うことが多い。

60 ✕ 悪性リンパ腫はホジキンリンパ腫と非ホジキンリンパ腫に大別され、日本人が発症する悪性リンパ腫の90％以上は、非ホジキンリンパ腫である。

61 ◯ 非ホジキンリンパ腫の病期が進行すると、B症状（発熱、体重減少、盗汗）と呼ばれる全身症状を呈しやすい。

62 ✕ ヘリコバクター・ピロリ感染に関連する慢性胃炎を併発するのは、胃MALTリンパ腫である。非ホジキンリンパ腫のうち、胃MALTリンパ腫が占める割合は少ない。

63 ✕ 非ホジキンリンパ腫の病期は、限局期と進行期があり、どちらの病期でも化学療法と放射線療法を組み合わせて治療を行う。

64 ◯ CD20抗原陽性のB細胞性非ホジキンリンパ腫の化学療法において、R-CHOP療法（リツキシマブ、シクロホスファミド、ドキソルビシン、ビンクリスチン、プレドニゾロン）は標準療法である。

65 ◯ リツキシマブの投与により、B型肝炎ウイルスの再活性化による劇症肝炎または肝炎が現れることがあるため、B型肝炎ウイルス感染の有無を確認する。

第7章　感染症・悪性新生物（がん）

66 ★★★
☑☑☑
シクロホスファミド注射剤の投与後は、しびれなどの末梢神経障害の発現に注意する。

67 ★★★
☑☑☑
ドキソルビシン注射剤の投与が長期化する際には、総投与量（累積投与量）に注意する。

68 ★★★
☑☑☑
ビンクリスチン注射剤の投与後は、出血性膀胱炎の発現に注意する。

69 ★★★
☑☑☑
抗がん剤治療において、グラニセトロンとデキサメタゾンは、インフュージョンリアクション（infusion reaction）の予防のために使用する。

70 ★★★
☑☑☑
レボホリナートは、イリノテカンの薬効を高める。

71 ★★★
☑☑☑
イリノテカン注射剤は、アルコールを含有しているため、アルコール過敏症の患者には使用しない。

72 ★★★
☑☑☑
フルオロウラシルは、ルアーチップタイプの注射器を用いて混合・調製することが適切である。

73 ★★★
☑☑☑
携帯型ディスポーザブル注入ポンプを用いることにより、入院しなくても抗がん剤治療が実施できる。

66 ✗ シクロホスファミドの投与後には、骨髄抑制や出血性膀胱炎の副作用に注意する。出血性膀胱炎に対しては、メスナが有効である。しびれなどの末梢神経障害が多い薬剤には、オキサリプラチンやビンクリスチンなどがある。

67 ○ ドキソルビシンは、総投与量が500mg/㎡を超えると重篤な心筋障害を起こすことが多い。

68 ✗ ビンクリスチンの投与後は、しびれなどの末梢神経障害に注意する。出血性膀胱炎に注意する薬剤には、シクロホスファミドなどがある。

69 ✗ 抗がん剤治療において、グラニセトロンとデキサメタゾンは、制吐目的で使用される。インフュージョンリアクションの予防には、ステロイド薬やH_1受容体遮断薬などの投与や、投与速度の制限が行われる。

70 ✗ レボホリナートは細胞内で還元され、レボホリナート・フルオロウラシル・チミジル酸合成酵素の3者間で複合体を形成し、チミジル酸合成酵素を阻害することでフルオロウラシルの抗腫瘍効果の増強に用いられる。

71 ✗ イリノテカンにはアルコールは含有されていない。タキサン系抗悪性腫瘍薬（ドセタキセルなど）は、添付溶解液にエタノールが含まれているため、アルコール過敏症の患者には使用しない。

72 ✗ 抗悪性腫瘍薬の調整には、ルアーロックタイプの注射器を用いる。ルアーチップタイプは簡単に着脱できるため、頻繁に注射針を取り替える場合に使用され、ルアーロックタイプは外れにくいよう強固に接合ができるため抗がん剤の混合・調整などに用いられる。

73 ○ 携帯型ディスポーザブル注入ポンプを用いることにより、入院の必要がなく、外来診療や在宅治療において、抗がん剤治療や疼痛緩和治療が実施できる。

第7章　感染症・悪性新生物（がん）

74 ★★☆ ☑☑☑ FOLFIRI療法中の患者で、UDP-グルクロン酸転移酵素（UGT）の遺伝子多型検査でUGT1A1*6のホモ接合体であった場合は、イリノテカンをオキサリプラチンに変更する。

75 ★★☆ ☑☑☑ S状結腸がんにおけるFOLFOX療法では、痛風腎の予防のために尿のアルカリ化及びアロプリノールの投与が必須である。

76 ★★☆ ☑☑☑ FOLFOX療法において重篤な過敏症状の発現時には、ステロイド及び抗ヒスタミン薬の静注を行う。

77 ★★☆ ☑☑☑ FOLFOX療法において白血球数低下を伴う発熱時には感染症を疑い、ただちに十分量の抗菌薬を投与する。

78 ★★☆ ☑☑☑ FOLFOX療法において投与2〜3日後に筋肉痛及び関節痛が発現した場合には、鎮痛薬を投与する。

79 ★★☆ ☑☑☑ FOLFOX療法において出血性膀胱炎のリスクを軽減するために必要量の輸液を投与する。

80 ★★★ ☑☑☑ 大腸がんの発がん過程において高頻度で見つかる変異は、RAS、p53、EGFRの3遺伝子である。

81 ★★☆ ☑☑☑ 大腸がんは早期の場合はほとんどが無症状だが、脳転移による頭痛で発見される例が多い。

74 ○ イリノテカンの活性代謝物（SN-38）の主な代謝酵素であるUGTの遺伝子多型患者（UGT1A1*6、UGT1A1*28）では、UGT1A1のグルクロン酸抱合能が低下し、SN-38の代謝が遅延することで、重篤な副作用発現の可能性が高くなるため、FOLFIRIからFOLFOX（イリノテカンからオキサリプラチン）へ変更を検討することがある。

75 × 腫瘍崩壊症候群は、白血病、悪性リンパ腫、多発性骨髄腫などの、化学療法が効きやすく、増殖スピードが速い腫瘍で起こりやすい。それらの場合は、腫瘍崩壊症候群による高尿酸血症が原因の痛風腎への対策が必要となるが、S状結腸がんなどの固形がんでは腫瘍崩壊症候群の発生頻度は低く、対策は必須ではない。

76 ○ FOLFOX療法には、フルオロウラシル、レボホリナート、オキサリプラチンが用いられる。オキサリプラチンの重篤な副作用に、ショック、アナフィラキシーなどの重篤な過敏症状が起こることがあり、発現時にはアドレナリン筋注、ステロイド薬及び抗ヒスタミン薬の静注などを行う。

77 ○ 抗悪性腫瘍薬による白血球減少症（特に好中球減少症）は、免疫が低下するため感染症に注意が必要である。まず原因薬剤を中止し、感染症合併例には広域スペクトルの抗菌薬を投与する。

78 × 投与開始後2〜3日後に筋肉痛及び関節痛をきたしやすい薬剤は、パクリタキセルであり、FOLFOX療法には用いられていない。症状が出た場合には、マッサージして血行を改善したり、鎮痛薬の使用などで対処する。

79 × 出血性膀胱炎を起こしやすい抗悪性腫瘍薬は、シクロホスファミドやイホスファミドであり、FOLFOX療法にそれらは用いられていない。

80 × EGFR遺伝子の変異が見られやすいのは、肺腺がんである。大腸がんの発生には、RAS遺伝子、p53遺伝子、APC遺伝子、DCC遺伝子の変異が関与している。

81 × 脳転移が多いのは肺がんである。大腸がんは早期の場合はほとんどが無症状だが、進行すると便通異常、血便、腹痛が見られる。大腸がんの血行性転移では肝臓への転移が最も多い。

第7章　感染症・悪性新生物（がん）

82 ★★★ ☑☑☑ 大腸がんは、腫瘍の大きさや発生部位によって腹痛、血便、腸閉塞などの症状を呈する。

83 ★★★ ☑☑☑ 大腸がんは、扁平上皮がんが大半を占める。

84 ★★★ ☑☑☑ 大腸がんにおいてCEAとCA19-9は、再発の診断に有用な腫瘍マーカーである。

85 ★★★ ☑☑☑ 大腸がんの血行性転移では、肝臓への転移が最も多い。

86 ★★★ ☑☑☑ 膵臓がんの大多数は、膵内分泌腺から発生する。

87 ★★☆ ☑☑☑ 膵臓がんでは、黄疸を伴うことはない。

88 ★★☆ ☑☑☑ 膵臓がんでは、血糖値の上昇を伴うことがある。

89 ★★☆ ☑☑☑ 膵臓がんの化学療法に、ゲムシタビンが用いられる。

90 ★★☆ ☑☑☑ 膵臓がんでは遠隔転移がある場合でも、5年生存率は80%以上である。

91 ★★★ ☑☑☑ 胃がんの多くは扁平上皮がんである。

92 ★★★ ☑☑☑ 胃がんの腫瘍マーカーは、CEAやCA19-9が有用である。

93 ★★★ ☑☑☑ 胃がん患者の大半にHER2の発現が認められる。

82 ○ 大腸がんは発生部位により症状が異なる。左側では通過障害をきたしやすく、腹痛、血便、腸閉塞などの症状が比較的早期から見られる。右側では通過障害をきたしづらく、進行するまで症状が出づらい（左側の方が肛門に近く、便も固形状となっているため、がんによって狭窄が生じると便の通過障害が生じやすい）。

83 × 大腸がんは、腺がんが大半を占める。扁平上皮がんが多いものに、食道がんや子宮頸がんがある。

84 ○ 大腸がんにおいてCEAとCA19-9は、再発の診断に有用な腫瘍マーカーである。腫瘍マーカーは早期での陽性率は低い。

85 ○ 大腸がんの血行性転移では、肝臓への転移が最も多い。

86 × 膵臓がんは、大部分が外分泌を担う膵管上皮から発生し、残りが腺房細胞がん、神経内分泌腫瘍などである。

87 × 膵臓がんの主な症状には、黄疸、腹痛、腰背部痛、体重減少などがある。

88 ○ 膵臓がんが膵尾部に発生する場合は、インスリン分泌障害による二次性糖尿病を生じることがある。

89 ○ ゲムシタビンはリボヌクレオチドレダクターゼ阻害による間接的なDNA合成阻害作用と、がん細胞DNAに組み込まれてアポトーシスを誘発する直接的なDNA合成阻害作用を示し、膵臓がん、非小細胞肺がん、胆道がん、尿路上皮がんなどに用いられる。

90 × 膵臓がんは早期発見が難しく、発見時には進行していることが多い。仮に切除ができても再発率が高く、術後の5年生存率は20～40%であり、予後は不良である。

91 × 胃がんの多くは腺がんである。扁平上皮がんが多いものに、食道がんや子宮頸がんがある。

92 ○ 胃がんなどの腺がんの腫瘍マーカーに、CEAやCA19-9がある。

93 × 胃がん患者の約20%にHER2の発現が認められる。

第7章　感染症・悪性新生物（がん）

94 ★★★ 胃切除後にダンピング症候群が見られることがある。

95 ★★★ 胃切除後に、巨赤芽球性貧血や鉄欠乏性貧血が問題となることがある。

96 ★★★ 我が国では、肺がんによる死亡者数は、成人男性における悪性腫瘍死の第1位である。

97 ★★★ 非小細胞肺がんの非進行症例の治療において、化学療法は外科手術よりも優先される。

98 ★★★ 小細胞肺がん治療には、シスプラチンとエトポシドの併用療法が適応となる。

99 ★★★ ゲフィチニブの重篤な副作用に急性肺障害や間質性肺炎がある。

100 ★★★ イリノテカンは、がん細胞の増殖にかかわるチロシンキナーゼを阻害する作用を持つ。

101 ★★★ 小細胞がんの腫瘍増殖速度は極めて遅い。

102 ★★★ 非小細胞肺がんでは、腫瘍マーカーであるNSEが上昇する。

103 ★★★ T2N3M1b Stage IV A の非小細胞肺がん（腺がん）では、他臓器への遠隔転移がある。

104 ★★★ 小細胞肺がんの患者数は非小細胞がんより多い。

105 ★★★ 小細胞肺がんは、肺末梢側に発生しやすい。

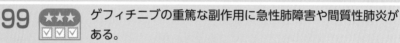

第7章　感染症・悪性新生物（がん）

94 ○ ダンピング症候群とは、胃切除によって、摂取した食物が胃に貯留されず、食道から一気に小腸に流れ込むことで血圧下降、頻脈、腹痛、下痢、低血糖など様々な症状をきたすものをいう。

95 ○ 胃切除性による内因子欠乏によりビタミンB₁₂の吸収が低下し、巨赤芽球貧血を発症することがある。また、胃酸やペプシンの分泌低下により、鉄の吸収率が低下して鉄欠乏性貧血をきたすことがある。

96 ○ 男性のがんにおける死因第1位は、肺がんである。女性のがんにおける死因第1位は大腸がんである（令和3年）。

97 × 非小細胞肺がんの非進行症例では、がんが肺の一部にとどまっており、手術で完全に取り除くことができるため手術療法が優先される。

98 ○ 小細胞肺がんは、化学療法の感受性が高く、化学療法が第一選択になることが多い。PE療法（シスプラチン＋エトポシド）やCE療法（カルボプラチン＋エトポシド）、IP療法（イリノテカン＋シスプラチン）などが行われる。

99 ○ ゲフィチニブはEGFRチロシンキナーゼ阻害薬であり、重篤な副作用に急性肺障害や間質性肺炎がある。

100 × イリノテカンは、トポイソメラーゼⅠ阻害によりDNA合成を阻害し、抗腫瘍作用を示す。

101 × 小細胞肺がんは、肺がんの中で最も進行速度が早く、早期から血行性・リンパ性転移が見られ、脳転移が最も多い。

102 × 腫瘍マーカーであるNSEが上昇する疾患は、小細胞肺がんである。

103 ○ TNM分類とは、T：原発腫瘍の深達度、N：リンパ節転移の有無、M：遠隔転移の有無を表す。遠隔転移なしの場合はM0、ありの場合はM1と表記される。

104 × 肺がんにおいて、小細胞肺がんより非小細胞肺がん（腺がん、扁平上皮がん、大細胞がん）の患者数のほうが圧倒的に多い。

105 × 小細胞がんは、肺門部に発生しやすい。

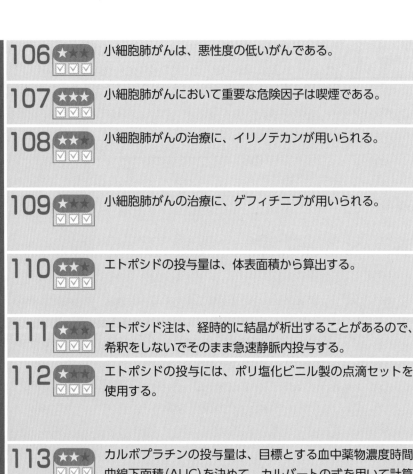

106 ★★★ 小細胞肺がんは、悪性度の低いがんである。

107 ★★★ 小細胞肺がんにおいて重要な危険因子は喫煙である。

108 ★★★ 小細胞肺がんの治療に、イリノテカンが用いられる。

109 ★★★ 小細胞肺がんの治療に、ゲフィチニブが用いられる。

110 ★★★ エトポシドの投与量は、体表面積から算出する。

111 ★★★ エトポシド注は、経時的に結晶が析出することがあるので、希釈をしないでそのまま急速静脈内投与する。

112 ★★★ エトポシドの投与には、ポリ塩化ビニル製の点滴セットを使用する。

113 ★★★ カルボプラチンの投与量は、目標とする血中薬物濃度時間曲線下面積（AUC）を決めて、カルバートの式を用いて計算する。

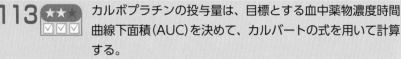

114 ★★★ カルボプラチンの副作用を軽減させるために、投与後には1日3000mL以上の輸液を投与する。

115 ★★★ 脳腫瘍は、頭蓋内に発生した悪性新生物の総称である。

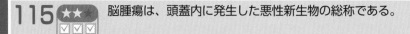

116 ★★★ 脳腫瘍は原発性と転移性に大別され、その発生頻度はほぼ同じである。

第7章 感染症・悪性新生物（がん）

106 ✕　小細胞肺がんは、早期から転移が多く、手術不能であることが多いため予後が不良な悪性度の高いがんである。

107 ○　小細胞肺がんや扁平上皮がんは、中高年以降の男性に好発し、喫煙との相関性が強い。

108 ○　小細胞肺がんの治療では、PE療法(シスプラチン＋エトポシド)やCE療法(カルボプラチン＋エトポシド)、IP療法(イリノテカン＋シスプラチン)などが行われる。

109 ✕　ゲフィチニブは、EGFRチロシンキナーゼ阻害薬であり、EGFR遺伝子変異陽性の手術不能または再発非小細胞肺がんに用いられる。

110 ○　エトポシドは、トポイソメラーゼⅡ阻害作用により、小細胞肺がんなどに用いられる。エトポシドとして、1日量60 ～ 100mg/㎡(体表面積)を5日間連続点滴静注し、3週間休薬する。

111 ✕　エトポシド注は、あらかじめ100mgあたり250mL以上の生理食塩液などの輸液に混和し、30分以上かけて点滴静注する。

112 ✕　エトポシドは、可塑剤としてフタル酸ジ(2-エチルヘキシル)(DEHP)を含むポリ塩化ビニル製の点滴セットやカテーテルなどを使用した場合にはDEHPが溶出してしまうので、これらの使用は避ける。

113 ○　カルボプラチンの投与量は、カルバートの式を用いて計算する。カルバートの式は、投与量(mg)＝目標AUC(mg/mL×分)×[eGFR(mL/分)＋25]である。

114 ✕　カルボプラチンは、シスプラチンより腎毒性が低いため、水分負荷が不要である。シスプラチンの投与前は、腎毒性を軽減するために成人では1000 ～ 2000mLの適当な輸液を4時間以上かけて点滴静注する。

115 ✕　脳腫瘍は、頭蓋内に発生した腫瘍(良性、悪性をともに含む)の総称をいう。

116 ✕　脳腫瘍は、原発性(約80％)と転移性(肺がんからの転移が最多)に大別される。原発性は、さらに良性と悪性の腫瘍に分類される。

第7章　感染症・悪性新生物(がん)

267

117 ★★☆ 脳腫瘍は、頭蓋内圧亢進症状と脳局所症状がある。

118 ★★☆ 頭蓋内圧亢進による噴出性嘔吐は悪心を伴わない。

119 ★★☆ 脳腫瘍は、性格の変化を伴うことはない。

120 ★★★ トラスツズマブは、HER2が過剰発現している転移性乳がんに用いられる。

121 ★★☆ ゴセレリンは、骨量の低下を引き起こす。

122 ★★★ アナストロゾールは、閉経前乳がんの治療に用いられる。

123 ★★★ タモキシフェンは、子宮体がんのリスクを増大させる。

124 ★★☆ パミドロン酸は、骨転移をきたした乳がんに用いられる。

125 ★★☆ 子宮頸がんは、60歳代に発症のピークがある。

126 ★★☆ 子宮頸がんは、ヘルペスウイルスが発症の主な原因となる。

127 ★★★ 子宮頸がんの予防には、ワクチンが有効である。

128 ★★☆ 子宮頸がんは、組織学的には腺がんの割合が多い。

117 ○ 脳腫瘍は、頭蓋内圧亢進症状、脳局所症状が見られる。頭蓋内圧亢進症状では、頭痛、嘔吐、うっ血乳頭などが見られ、脳局所症状では、言語障害、運動障害、感覚障害、視野障害、てんかん発作などが見られる。

118 ○ 頭蓋内圧亢進症状の嘔吐は、悪心を伴わない噴出性嘔吐である。

119 × 脳腫瘍は、発生部位により様々な症状が現れ、人格・性格の変化、知覚障害、視野障害、聴力障害、手足の運動麻痺、顔面神経麻痺、記憶力や判断力の障害、言語障害などが見られる。

120 ○ トラスツズマブは、抗HER2モノクローナル抗体であり、HER2過剰発現(3+)が確認された乳がんや、HER2過剰発現が確認された治癒切除不能な進行・再発の胃がんに用いられる。

121 ○ ゴセレリンは、継続投与にて下垂体の反応性が低下するため、連鎖的に卵巣でエストロゲンの分泌の低下が起き、骨量が低下する。

122 × アナストロゾールは、アロマターゼ阻害により、脂肪細胞でのアンドロゲンのエストロゲンへの変化を抑制し、閉経後乳がんに用いられる。

123 ○ タモキシフェンは、エストロゲン受容体遮断作用により、乳がんに用いられる。しかし、子宮のエストロゲン受容体には弱い刺激作用を示すため、子宮体がんのリスクが上昇する。

124 ○ パミドロン酸は、骨吸収抑制作用を示し、乳がんの溶骨性骨転移とそれによって生じる高カルシウム血症、骨形成不全症などに用いられる。

125 × 子宮頸がんは、20〜40歳代の女性に好発する。子宮体がんは、40〜60歳代の女性に好発する。

126 × 子宮頸がんは、ヒトパピローマウイルス(HPV)への感染が発症の原因である。

127 ○ 子宮頸がんワクチンは、定期予防接種にも指定されており、発症予防に非常に重要である。

128 × 子宮頸がんは、組織学的には扁平上皮がんの割合が多い。子宮体がんは腺がんが多い。

129 ★★★ 子宮頸がんは、CEA値が上昇する。

130 ★★☆ 子宮体がんは、子宮筋層に発生する。

131 ★★☆ 子宮体がんは、ヒトパピローマウイルスが原因である。

132 ★★☆ 子宮体がんは、若年者に高頻度に発症する。

133 ★★★ 子宮体がんは、発症にエストロゲンが関与している。

134 ★★☆ 子宮体がんでは、不正性器出血はまれである。

135 ★☆☆ 前立腺がんの日本人の罹患率は欧米人よりも高い。

136 ★★★ 前立腺がんは、骨転移を起こしやすい。

137 ★☆☆ 前立腺がんは、アロマターゼ阻害薬のアナストロゾールが用いられる。

138 ★★☆ 前立腺がんの病期が進行した症例では、血清酸性ホスファターゼ値が上昇することが多い。

139 ★★☆ 前立腺がんの内分泌療法としてリュープロレリンが用いられる。

140 ★★★ 前立腺がんは男性ホルモン依存性の疾患である。

141 ★★☆ 前立腺がんは前立腺辺縁領域（外腺）の腫瘍化が主な原因である。

第7章 感染症・悪性新生物（がん）

129 ✕　子宮頸がんは扁平上皮癌が多いため、腫瘍マーカーはSCCが上昇する。

130 ✕　子宮体がんは、子宮内膜に発生する。

131 ✕　子宮体がんは、子宮内膜が上皮性に腫瘍化して発症し、エストロゲンの分泌期間が長い（初経が早い、閉経が遅い）ことなどが発症の危険因子となる。ヒトパピローマウイルスが原因となるのは子宮頸がんである。

132 ✕　子宮体がんは、40 〜 60歳代の女性に好発する。子宮頸がんは、20 〜 40歳代の女性に好発する。

133 ◯　子宮体がんの発症にエストロゲンが関与している。エストロゲンは、子宮内膜を増殖させる作用がある。

134 ✕　子宮体がんの主な症状は、不正出血、下腹部痛である。

135 ✕　前立腺がんの罹患率は日本人より欧米人のほうが高い。

136 ◯　前立腺がん及び乳がんは、骨転移を起こしやすい。

137 ✕　前立腺がんの治療では、ホルモン療法としてクロルマジノンやリュープロレリンなどが用いられる。他にも放射線療法、化学療法などが行われる。アナストロゾールは、閉経後乳がんに用いられる。

138 ◯　酸性ホスファターゼは、酸性溶液中でリン酸エステルを分解する酵素である。前立腺がんでは、酸性ホスファターゼの1つである前立腺酸性ホスファターゼ(PAP)値が上昇する。

139 ◯　リュープロレリンは、LH-RH受容体脱感作作用を示し、前立腺がん、子宮内膜症、閉経前乳がんに用いられる。

140 ◯　前立腺がんの発生に男性ホルモンが関与しており、60歳以上の男性に好発する。

141 ◯　前立腺がんは前立腺辺縁領域(外腺)の腫瘍化が主な原因である。

第7章　感染症・悪性新生物（がん）

142 ★★★ ☑☑☑ PSAの高値は前立腺がんの確定診断として用いられない。

143 ★★★ ☑☑☑ 放射線療法は前立腺がんの適応とならない。

144 ★★★ ☑☑☑ 前立腺がんにおいて転移が見られた場合は、前立腺全摘除術を行った後に薬物療法を行う。

145 ★★★ ☑☑☑ フルタミドを服用中の患者に発熱、乾性咳嗽、全身倦怠感、呼吸困難の増悪が現れた場合には、服薬を継続して次回受診時に医師にその旨を伝えるように指導する。

146 ★★★ ☑☑☑ フルタミドを服用後、14日間休薬し、これを1クールとして服用を繰り返す。

147 ★★★ ☑☑☑ フルタミドは性腺刺激ホルモンの作用を弱める薬である。

148 ★★★ ☑☑☑ フルタミド服用中は、少なくとも1ヶ月に1回、定期的に肝機能検査を行う必要がある。

149 ★★★ ☑☑☑ がん悪液質とは、がんの進行に伴い、体重減少や食欲不振、倦怠感などが現れた状態をいう。

150 ★★★ ☑☑☑ がん悪液質が進行している患者では、全身の炎症状態を伴っている。

151 ★★★ ☑☑☑ がん悪液質が進行している患者では、複合的な代謝障害が起こっている。

152 ★★★ ☑☑☑ がん悪液質が進行している患者では、筋肉量が減少している。

153 ★★★ ☑☑☑ がん悪液質が進行している患者では、パフォーマンス・ステータスが低下している。

154 ★★★ ☑☑☑ がん悪液質が進行している患者では、総エネルギー消費量が増加している。

142 ○ 腫瘍マーカーは、確定診断には用いられない。確定診断には生検が用いられる。

143 × 前立腺がんの治療では、手術療法、ホルモン療法、化学療法、放射線療法が用いられる。

144 × 前立腺がんでは、転移がない場合は手術療法が適応となるが、転移が見られた場合には手術よりも薬物療法が優先される。

145 × フルタミドは、重篤な肝障害（食欲不振、全身倦怠感など）や間質性肺炎（発熱、呼吸困難）などが見られることがあり、これらが疑われる副作用が見られた場合には服用を中止して適切な処置を行う。

146 × フルタミドは、1回125mgを1日3回、食後に経口投与する。なお、症状により適宜増減する。休薬期間はない。

147 × フルタミドは、アンドロゲン受容体遮断作用により前立腺がんに用いられる。性腺刺激ホルモンの作用を弱める薬は、リュープロレリンなどのLH-RH誘導体製剤である。

148 ○ フルタミドは、劇症肝炎などの重篤な肝障害が現れることがあり、定期的（少なくとも1ヶ月に1回）に肝機能検査を行う。

149 ○ がんの進行に伴い、安静時のエネルギー消費量の増大や筋力低下が生じる。体重減少や食欲不振、倦怠感などが見られ、このような状態をがん悪液質という。

150 ○ がん悪液質は、がん細胞から分泌される炎症性サイトカインやIL-6などにより、全身の炎症状態を伴っている。

151 ○ がん悪液質は、複合的な代謝障害が起こっており、体重減少、骨格筋減少、食欲不振などが見られる。

152 ○ がん悪液質において、著しい筋組織の減少が見られる。食事以外の栄養介入をしても、がん悪液質は改善しない。

153 ○ パフォーマンス・ステータスは、全身状態の指標の1つで、日常生活の制限の程度を示す。がん悪液質では、筋組織の減少によりパフォーマンス・ステータスは低下する。

154 × がん悪液質では、患者の活動性の低下により総エネルギー消費量は低下する。ただし、安静時のエネルギー消費量は増加している。

第7章　感染症・悪性新生物（がん）

155 ★★★
☑☑☑
がん性疼痛における治療では、鎮痛薬に加えてアミトリプチリンなどの鎮痛補助薬を用いることがある。

156 ★★★
☑☑☑
モルヒネの消失半減期は24時間と長いので、1日1回の投与で効果的である。

157 ★★★
☑☑☑
オピオイド鎮痛薬の副作用に悪心・嘔吐があり、その予防にはグラニセトロンが用いられる。

158 ★★★
☑☑☑
フェンタニル貼付剤は、貼付部位の温度が上昇すると吸収量が増加する。

159 ★★★
☑☑☑
モルヒネで便秘の副作用が出た場合、他の鎮痛薬へ変更しても便秘は軽減できない。

160 ★★★
☑☑☑
腎機能の低下により、モルヒネの血中濃度が上昇し傾眠傾向となることがある。

161 ★★★
☑☑☑
腎機能低下患者において、モルヒネの代謝物がオピオイド受容体に対する作用増強の原因となっている。

162 ★★★
☑☑☑
モルヒネで傾眠の副作用が認められた場合、鎮痛薬の変更と同時にナロキソンを投与して傾眠を改善させる。

163 ★★★
☑☑☑
モルヒネを投与中、腎機能の悪化は眠気を引き起こすことにつながる。

155 ○ がん性疼痛における鎮痛補助薬には、抗うつ薬（アミトリプチン、デュロキセチンなど）、抗てんかん薬、プレガバリンなどが用いられる。

156 × モルヒネには、錠剤、散剤、注射、坐剤などがあり、半減期は内服では2〜3時間、直腸内投与でも4〜6時間程度であり、1日1回の投与では疼痛のコントロールは難しい。

157 × オピオイドにより誘発される悪心・嘔吐には延髄のD_2受容体が関与しており、中枢移行性の高いD_2受容体遮断薬のプロクロルペラジンが第一選択薬となる。

158 ○ フェンタニル貼付剤は、貼付部位の温度が上昇すると、吸収量が増加してしまう。患者には、熱い温度での入浴を避ける、貼付部位を暖房器具に近づけないなどの指導を行う。

159 × モルヒネは通常、副作用の便秘に備えて下剤と併用する（近年では、末梢性μ受容体遮断薬であるナルデメジンがよく用いられる）。それでも、重度の便秘を生じる場合に、フェンタニルやオキシコドンへのオピオイドスイッチングを行うと、便秘の副作用が軽減することがある。

160 × モルヒネの代謝物であるモルヒネ-6-グルクロニドは腎排泄型であり、腎機能の低下により、モルヒネ-6-グルクロニドの血中濃度が上昇し、傾眠傾向などの副作用が発現しやすくなることがある。

161 ○ モルヒネの代謝物であるモルヒネ-6-グルクロニドは腎排泄型であり、腎機能低下患者においては、モルヒネ-6-グルクロニドの血中濃度上昇が見られ、副作用の発現率が上昇する。

162 × ナロキソンは、μ受容体遮断作用により、麻薬による呼吸抑制（急性中毒）の解毒に用いられる。慢性中毒者では、退薬症候群を起こすことがあるため使用しない。

163 ○ モルヒネは、腎機能低下患者への投与において代謝物であるモルヒネ-6-グルクロニドの血中濃度上昇が見られ、副作用の発現率が上昇する。モルヒネの主な副作用は、便秘、縮瞳、眠気などがある。

164 ★★★ ☑☑☑ がん性疼痛における電撃痛では、痛みの伝導路が損傷されている。

165 ★★★ ☑☑☑ がん性疼痛における電撃痛は、内臓痛に分類される。

166 ★★★ ☑☑☑ がん性疼痛における電撃痛は、上肢の筋肉の炎症に起因する。

167 ★★★ ☑☑☑ がん性疼痛における電撃痛は、身体を動かすと痛みが増す。

168 ★★★ ☑☑☑ がん性疼痛における電撃痛は、軽微な接触刺激でも痛みが誘発される。

164 ○ 電撃痛とは、「槍で突き抜かれるような痛み」であり、神経障害性疼痛に特徴的な症状である。神経障害性疼痛では、痛みの伝導路が損傷されていることにより起こる。

165 ✕ がん性疼痛は、侵害受容性疼痛（体性痛、内臓痛）、神経障害性疼痛に分類される。電撃痛は神経障害性疼痛に特徴的な症状である。

166 ✕ 上肢の筋肉の炎症に起因するのは体性痛である。体性痛は、皮膚、骨、関節、筋肉、結合組織などの体性組織に対して、切る、刺す、叩くなどの機械的刺激により誘発される。

167 ✕ 体動に随伴して痛みが増強するがん性疼痛は体性痛である。体性痛は、一定の強さに加えてときに拍動性の痛みやうずくような痛みがある。

168 ○ 神経障害性疼痛は、刺激に依存しない自発性の痛みと刺激に誘発される痛みがある。痛みを通常よりも強く感じるようになる痛覚過敏が現れることも特徴的である。

第7章　感染症・悪性新生物（がん）

Column 化学療法の略称まとめ

ABVD療法：ドキソルビシン（別名アドリアマイシン：<u>a</u>driamycin）、ブレオマイシン（<u>b</u>leomycin）、ビンブラスチン（<u>v</u>inblastine）、ダカルバジン（<u>d</u>acarbazine）を併用する治療法である。それぞれのアルファベットの頭文字でABVDとなる。ホジキンリンパ腫に使用する。

CAPOX：カペシタビン（<u>cap</u>ecitabin）とオキサリプラチン（<u>ox</u>aliplatin）を併用する治療法である。それぞれのアルファベットの頭文字でCAPOXとなる。カペシタビンによる手足症候群や、オキサリプラチンによる末梢神経障害に注意が必要である。大腸がんのほか、胃がんにも使用する。

CHOP療法：シクロホスファミド（<u>c</u>yclophosphamide）、ドキソルビシン（別名ヒドロキシダウノルビシン：<u>h</u>ydroxydaunorubicin）、ビンクリスチン（商品名オンコビン：<u>o</u>ncovin）、プレドニゾロン（<u>p</u>rednisolone）を併用する治療法である。それぞれのアルファベットの頭文字でCHOPとなる。CD20陽性の非ホジキンリンパ腫には、リツキシマブ（<u>ri</u>tuximab）を併用したR-CHOP療法が行われる。悪性リンパ腫に使用する。好中球減少やドキソルビシンの累積投与に応じた心毒性、シクロホスファミドによる出血性膀胱炎、ビンクリスチンによる末梢神経障害などに注意が必要である。

FOLFIRI：レボホリナート（別名フォリン酸：<u>fol</u>inic acid）、フルオロウラシル（<u>f</u>luorouracil）、イリノテカン（<u>iri</u>notecan）を併用する治療法である。それぞれのアルファベットの頭文字でFOLFIRIとなる。イリノテカンによる下痢に注意が必要である。大腸がんに使用する。

FOLFIRINOX：レボホリナート（別名フォリン酸：<u>fol</u>inic acid）、フルオロウラシル（<u>f</u>luorouracil）、イリノテカン（<u>iri</u>notecan）、オキサリプラチン（<u>ox</u>aliplatin）を併用する治療法である。それぞれのアルファベットの頭文字でFOLFIRINOXとなる。オキサリプラチンによる末梢神経障害に注意が必要である。膵癌がんに使用する。

FOLFOX：レボホリナート（別名フォリン酸：<u>fol</u>inic acid）、フルオロウラシル（<u>f</u>luorouracil）、オキサリプラチン（<u>ox</u>aliplatin）を併用する治療法である。それぞれのアルファベットの頭文字でFOLFOXとなる。オキサリプラチンによる末梢神経障害に注意が必要である。大腸がんに使用する。

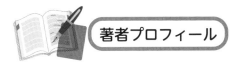

著者プロフィール

木元 貴祥 (きもと たかよし)
株式会社PASSMED 代表取締役

1986年生まれ。大阪医科薬科大学（旧大阪薬科大学）卒。薬剤師・講師。
大学卒業後、外資系製薬メーカーにMR職で入社。骨粗鬆症治療薬のセールスランキングが社内1位に輝くなど順調な企業生活を送るが、学生時代に憧れた講師職への未練を断ち切れずに薬学ゼミナール講師に転職、薬理学を担当する。講義を経験するうちに、臨床に携わりたい思いが湧き上がり、その後は調剤薬局に転職。現在は看護師国家試験対策予備校 WAGON で講師を行う傍ら、薬学生プレミア（成績優秀者向け就活支援）・薬学生サクセス・新薬情報オンラインなどのサイト運営や執筆に取り組んでいる。
著書に『薬剤師国家試験のための薬単 試験にでる医薬品暗記帳』、『薬剤師国家試験のための病単 試験にでる病気まとめ帳』（以上、秀和システム）、『薬の使い分けがわかる！ナースのメモ帳』（メディカ出版）、『同効薬おさらい帳』（じほう）など。

岩片 一樹 (いわかた かずき)
株式会社PASSMED 薬剤師

1991年生まれ。日本大学薬学部卒業。大学卒業後、東京大学医学部附属病院にレジデントとして入職。その後、調剤薬局への転職と同時にビジネススクールに通う。こうした経験を活かし、ベンチャー企業の営業へと転職。入社3ヶ月で営業成績3位という結果を残す。2019年からは、派遣薬剤師として様々な診療科の調剤経験を重ねながら、営業代行、講師業なども行った。2020年に法人を設立するも、失敗し挫折。再び調剤薬局へ就職し、改めて薬剤師の素晴らしさや可能性を感じた。2021年、SNS上で繋がりをもった「PASSMED」のビジョンに共感し活動をともにする。著書に『薬剤師国家試験のための病単 試験にでる病気まとめ帳』（秀和システム）。

装丁　古屋 真樹(志岐デザイン事務所)
校正　株式会社ぷれす

薬剤師国家試験のための病問
病態・薬物治療 一問一答問題集

発行日　2023年　9月21日　　　　　第1版第1刷

著　者　木元 貴祥／岩片 一樹

発行者　斉藤 和邦
発行所　株式会社 秀和システム
　　　　〒135-0016
　　　　東京都江東区東陽2-4-2　新宮ビル2F
　　　　Tel 03-6264-3105 (販売) Fax 03-6264-3094
印刷所　三松堂印刷株式会社　　　　Printed in Japan

ISBN978-4-7980-6958-6 C3047